有害生物
——科学防控在身边

主　编　胡雅劼

副主编　李观翠　张　伟

参　编　（以姓氏笔画为序）

　　　　刘朝发　余技钢

　　　　李玲玲

秘　书　张镇川

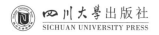

四川大学出版社

SICHUAN UNIVERSITY PRESS

图书在版编目（CIP）数据

有害生物：科学防控在身边 / 胡雅劼主编 . — 成
都：四川大学出版社，2023.3
（有害生物防治科普丛书）
ISBN 978-7-5690-6031-7

Ⅰ . ①有… Ⅱ . ①胡… Ⅲ . ①有害动物－防治 Ⅳ .
① R184.3

中国国家版本馆 CIP 数据核字（2023）第 036707 号

书　　名：有害生物——科学防控在身边
　　　　　Youhai Shengwu——Kexue Fangkong zai Shenbian
主　　编：胡雅劼
丛 书 名：有害生物防治科普丛书

丛书策划：许　奕
选题策划：许　奕
责任编辑：许　奕
责任校对：倪德君
装帧设计：裴菊红
责任印制：王　炜

出版发行：四川大学出版社有限责任公司
　　　　　地址：成都市一环路南一段 24 号（610065）
　　　　　电话：（028）85408311（发行部）、85400276（总编室）
　　　　　电子邮箱：scupress@vip.163.com
　　　　　网址：https://press.scu.edu.cn
印前制作：四川胜翔数码印务设计有限公司
印刷装订：四川盛图彩色印刷有限公司

成品尺寸：146 mm×208 mm
印　　张：4.25
字　　数：115 千字

版　　次：2023 年 3 月 第 1 版
印　　次：2023 年 3 月 第 1 次印刷
定　　价：32.00 元

本社图书如有印装质量问题，请联系发行部调换

扫码获取数字资源

四川大学出版社
微信公众号

作者简介

胡雅劼，副研究员，四川大学华西公共卫生学院MPH硕士，就职于四川省疾病预防控制中心，长期从事病媒生物研究与控制工作，任中华预防医学会媒介生物学及控制分会委员，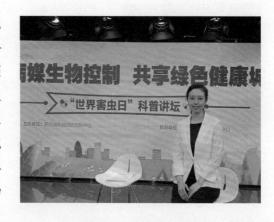中国地方病协会病媒生物控制专委会委员，全国鼠类及体表外寄生虫研究学组成员，四川省重点实验室成员，《中国媒介生物学及控制杂志》和《中华卫生杀虫药械》编委。

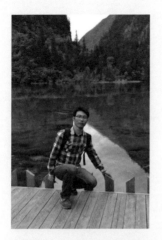

张伟，助理研究员，就职于成都市疾病预防控制中心消毒与媒介生物控制科，长期从事病媒生物研究与控制工作。

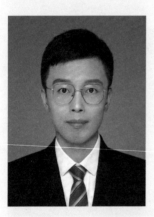

刘朝发，硕士研究生，主管医师，就职于成都市龙泉驿区疾病预防控制中心卫生科，从事病媒生物研究与控制工作。

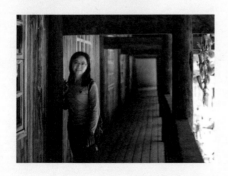

李观翠，副主任技师，就职于四川省疾病预防控制中心，主要从事病媒生物研究与控制工作。

余技钢，助理研究员，就职于四川省疾病预防控制中心，主要从事病媒生物研究与控制工作。

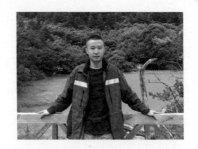

李玲玲，硕士研究生，工程师，就职于四川省疾病预防控制中心，主要从事病媒生物监测和防治工作。

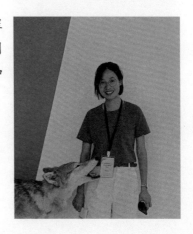

前　言

　　有害生物防治科普丛书的第一本已经与大家见面啦，我们很高兴为大家提供了一些实用的经验和建议，同时对一部分网上流传的没有科学依据的防治方法进行了辟谣。经过约两年的准备，《有害生物——科学防控在身边》面世了。大环境的有害生物防治涉及千家万户，要取得良好的效果，不仅需要科学的控制技术，而且仰仗严密的组织和人们的积极参与。这一次，我们不仅用"接地气"的方式将有害生物防治的知识传播给大众，而且提倡每个人从身边做起，一起参与到城市的有害生物防治中来，用科学的防治手段，使我们的居住、娱乐、学习、工作空间变得更加洁净，营造一个健康的生活环境。

　　目前普遍采取以环境治理为主的综合防治思想。本书共有七部分，以常见的场景为主，从人们经常活动的城市公共空间中找出有害生物的入侵通道、孳生和栖息地点，结合各个环境不同的功能和特点，运用基本理论，整合大量实践经验，对不同的公共区域提出了最为经济、有效的有害生物防治方法，以达到将我们身边的有害生物科学地防控在一个可以接受的范围内的目标。

　　随着全球自然环境的变化和城市建设的加快，有害生物防治与其他学科交叉、渗透，正在从边缘学科迅速发展为与人类活动息息相关的综合性学科。近年来，人们生活水平不断提高，对生活环境的要求也不断提高，愿本书帮助我们把居住区、学校、写字楼、商场等场所变成健康、欢乐的世界，让人们在生活、学习、工作和娱乐的同时，感到轻松愉快，让孩子们在一个充满温暖和爱的世界成长。这不仅是有害生物防治的目的，也是我们始终坚持从事这项工作的初衷，还是本书的意义。

笔者能力有限，编写过程中虽兢兢业业，但错漏之处在所难免，敬请专家学者和广大读者不吝批评指正，不胜感谢！

胡雅劼

2022年12月

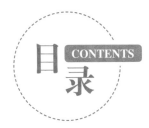

目 录 CONTENTS

概　论

　　几亿年以前，一个阳光明媚的夏日，食草恐龙正拖着笨重的身体在海滩边的树林里觅食。那里长着许多高大的松树，在烈日下散发着阵阵松香。一只小蟑螂爬到一棵松树上，想要品尝树上的叶片，正在这时，一大滴松脂从树上滴落下来，正好把小蟑螂和它周围的木屑、腐殖质等一起包裹起来。小蟑螂一动也不能动了，而松脂还在继续往下滴，直到形成一个松脂球。后来松脂球落入泥土中，随着陆地下沉而被深埋。几百万

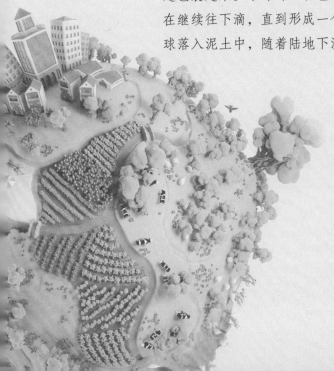

年后，松脂球变成琥珀。通过科学家对琥珀、化石的研究，我们了解到蟑螂曾经和恐龙生活在同一时期。然而，包括恐龙在内的很多生物都灭绝了，蟑螂还以远古时期的外貌形态延续到现在，并且数量越来越多。

几百万年前的某一天，蟑螂居住的洞穴里走进来一个原始人，他借用火源使洞穴更加温暖，也通过火源获得烤熟的美食。或许洞穴的"原住民"蟑螂也被这温暖的环境、充沛的食物吸引，再也不愿离开人类的住所，从此，蟑螂成为人类赶不走的房客。人类的宇宙观是以人为本的，与人类竞争食物、传播疾病给人类的生物自然都是有害的。人类在与有害生物的斗争中一直没有掌握过主动权。可是人类的活动对自然环境和生物多样性的影响却是显著的：大肆砍伐森林、排放工业废气带来全球气候变暖；过度开垦草原、捕杀野生动物造成许多动物数量减少甚至灭绝；滥用农药灭杀有害生物，在破坏生态环境的同时，导致农药在食物链中积累，造成鸟类等生物数量急剧下降，有害生物本身也对农药产生抗药性，使有害生物防治变得更加困难。

随着城市化的不断发展，城市有害生物的危害越来越大。蚊子的活动时间越来越长，活动空间越来越广泛。高层电梯公寓里也能发现蟑螂的入侵痕迹。随着人们对生活环境的要求不断提高，有害生物防治越来越受到重视。如何科学高效地开展有害生物防治工作，是一个重要的课题。

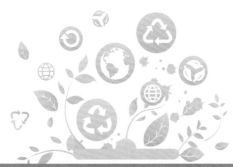

一、什么是有害生物?

　　广义的有害生物，指在一定条件下，对人类的生活、生产甚至生存造成危害的生物；狭义上仅指动物，包括可以传播疾病的有害生物，也称病媒生物，如蚊、蝇、鼠、蟑螂、蜱、螨、蚤、臭虫、蠓等，还有农业有害生物如蝗虫、蚜虫、谷物蛀虫等，林业有害生物如红火蚁、松材线虫等，危害建筑的有害生物如白蚁、木材甲虫等。

　　生活中，人们最常见的有害生物有蚊、蝇、鼠、蟑螂、螨、蚤、蠓和白蚁等。这些有害生物与人类家庭的关系实在太密切了，它们很多是用"家"及与家密切相关的字眼来命名的，如鼠类中的褐家鼠、小家鼠、黑家鼠，蝇类中的家蝇、厕蝇、厩蝇，蚊类中的库蚊（也称家蚊），蟑螂（也称偷油婆），以及在我国分布最广的蚂蚁——小黄家蚁。这就说明在城市的发展过程中，我们无意识地营造了这些有害生物的庇护所，给它们提供了充足的食物和水源，还让它们能逃避恶劣气候和天敌的捕杀。并且这些生物在和人类的长期斗争中，还总是能找到安全、隐蔽的地方躲避人类，它们不仅改变了原有的生活习性以适应人类的生活习惯，而且进化出能抵抗杀虫剂的基因，使种群长盛不衰。它们有的通过直接叮咬和污染食物等方式，危害人类的正常生活，有的可以通过多种途径污染环境并传播危害较大的传染病。

能够直接或间接向人类传播疾病的有害生物叫病媒生物。我国法定报告的传染病中有许多病媒生物性传染病，如鼠疫、流行性出血热、钩端螺旋体病、疟疾、登革热、地方性斑疹伤寒、丝虫病等。而一些消化道传染病则通过病媒生物的机械性传播在人群中扩散，如痢疾、伤寒等。这些病媒生物性传染病曾经造成重大危害：鼠疫在14世纪被称为"黑死病"，曾在欧洲造成上千万人的死亡，疟疾在非洲造成上百万人的死亡，登革热更是给全球数亿人的生活带来负担。

在上一本书中我们谈道，居民区中最常见的蚊子是致倦（淡色）库蚊、白纹伊蚊、埃及伊蚊。致倦库蚊可以传播丝虫病，而白纹伊蚊和埃及伊蚊可以传播登革热。农村常见的三带喙库蚊是乙型脑炎的传播媒介，而中华按蚊和嗜人按蚊是疟疾的传播媒介。餐馆、超市、农贸市场、医院和写字楼里常出没的老鼠能向人类传播流行性出血热和钩端螺旋体病，其身上寄生的跳蚤则能传播鼠疫。苍蝇和蟑螂则通过体表携带肠道传染病的病原体，以污染食物等方式，向人类传播痢疾和伤寒等疾病。

随着全球化发展，越来越多本地没有的病媒生物和相关疾病随着人和货物的迁移而频繁来"敲门"，面对越来越严峻的挑战，我们只有通过对病媒生物进行科学防控，才能预防和控制病媒生物性传染病的发生和传播，减少其对人群的骚扰和造成的经济损失。

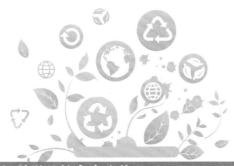

二、如何科学防控有害生物?

过去，一提到有害生物防治（Pest Control Operation，PCO），人们首先想到的是在街道、公园、居住区喷洒杀虫剂，认为所有的有害生物都可以"一喷了之"。其实，每一种有害生物的孳生、繁殖和活动都有其特定的生态环境，我们要充分研究和利用其生活习性的特点，避其所长，攻其所短，这在实施有害生物防治措施时尤为重要。有害生物防治的核心是综合防治，即从有害生物与环境以及社会条件的相互关系出发，标本兼治且注重治本，用安全、环保、有效和经济的措施，因地制宜地对有害生物采用环境治理、物理防治、化学防治、生物防治、法规防治等多学科相结合的手段，将其种群密度控制在不足为害的水平，并在需要时争取将其清除，以达到除害防病或减少骚扰的目的。

环境治理是指对有害生物的孳生和栖息场所进行破坏或者改造。比如苍蝇喜欢粪便、垃圾和动物内脏发出的气味，喜欢飞到这些物质上取食和产卵，因此厕所、垃圾站、绿化带和农贸市场里的水果、水产摊点，就成为最常见的苍蝇孳生场所。这时，首先应对城市中的公厕、垃圾填埋场、垃圾转运站、垃圾收集容器以及农贸市场等进行硬件改造与升级。例如消除旱厕，修建水冲式"二级"标准厕所，完善公厕清扫保洁制度；封闭垃圾转运站，安装纱窗，做好垃圾收集容器的管理并及时清运垃圾，加强绿化带垃圾的清理；水果、水产摊点使用具备上下水和废料收集桶的操作台，不使鱼腐暴露于空气中等。

环境治理是治本清源的根本措施，而化学防治也是一项必不可少的重要手段。特别是到了有害生物繁殖与活动高峰时期、城市局部区域孳生地难以清除和有害生物相关传染病暴发流行时，化学防治因其高效、速杀的特点，成为短时期内降低有害生物密度的主要手段。从1940年二二三杀虫剂（DDT）问世开始，化学防治迅猛发展，各种杀虫器械也应运而生。但是，在不同的环境对不同的有害生物进行防治时，对杀虫效果起决定性作用的往往不是杀虫剂本身，而是施药器械与使用的药物是否能科学地配合起来。我们还是以灭杀苍蝇为例，其幼虫（蛆）容易在粪便、垃圾堆等处孳生，可以用常量喷雾器配合有机磷类杀虫剂、氨基甲酸酯类杀虫剂和昆虫生长调节剂等对孳生地进行喷洒；针对苍蝇喜欢白天觅食、夜晚在绿化带等阴凉处休息的习性，可以用常量喷雾器配合拟除虫菊酯类、有机磷类和氨基甲酸酯类杀虫剂对室外城市绿化带、灌木丛、牲畜禽舍的天花板和木栏杆等苍蝇的停落处进行喷洒；利用苍蝇喜欢在室内绳索上停留的习惯，可将浸泡过拟除虫菊酯类和有机磷类杀虫剂的麻绳（或棉绳）悬挂在天花板上进行诱杀。

读到这儿你可能发现了，靶标害虫在不同生长阶段和孳生于不同环境时，使用的药物是不一样的。不同的杀虫剂由于作用机制和剂型不同，其针对的靶标害虫和环境类型不同，这一点我们将会在本部分的下一节展开介绍。这里需要强调的是，用药涉及人和非靶标生物的健康安全，所以必须使用证照齐全的杀虫剂，并且严格按照推荐剂量用药。在喷药时室内人和宠物应离开，并且要把食物保存在杀虫剂接触不到的地方，施药后注意开窗通风，施药人员应戴好口罩、手套等防护用具，施药后用肥皂等碱性清洁剂清洗面部等处裸露的皮肤，最后还要妥善保管杀虫剂，防止儿童和宠物误食药物。

其实在上一本书中，我们已经强调，为了维护家人的健康，家庭有害生物防治的最佳方式是物理防治。我们仍然以苍蝇的防治为例。物理防治蝇类分为防蝇和灭蝇两种。防蝇是在家中安装纱窗和纱门，阻断苍蝇进入室内的通道。同理，我们也可以在餐馆的前厅、后厨安装防蝇帘或风幕机，在换气扇外安装不锈钢防蝇网，在农贸市场熟食售卖摊点加装防蝇罩等，这些都是防止苍蝇接触食物的最佳方法。灭蝇指在家中使用电蚊拍灭蝇，在饭馆、公厕中加装灭蝇灯，利用昆虫的趋光性诱杀苍蝇。我们在工作中还会定期在城市的绿化带、居住区等地布放捕蝇笼，不仅能捕获苍蝇，还能将其带回实验室统计它们的数量和鉴定种类，为分析苍蝇的季节消长和相关传染病的暴发风险提供基础数据。

在众多防治方法中，笔者最感兴趣的是生物防治。因为这种方法原本就符合自然界食物链的规律，对环境没有污染，而且对非靶标生物友好，持效时间长。生物防治指直接或间接利用靶标生物的天敌来防治靶标生物。目前对病媒生物蚊类的生物防治研究最多、应用最广泛，如捕食者灭蚊、生物杀虫剂（如苏云金杆菌）、沃尔巴克噬菌体灭蚊等。蚊子作为有害生物中对人类危害最大的昆虫，能传播许多疾病，当然自然界中也有很多生物是它们的天敌，如鱼类。因此，我们可以在居住区的景观水池、公园湖泊和稻田中投放鱼类，用于捕食蚊子的幼虫，从而达到生物灭蚊的目的。值得注意的是，引用外来鱼种进行灭蚊需要小心谨慎，一旦它们流入自然环境可能造成生态平衡的破坏，因此只能用于人工水体的灭蚊。

有害生物的综合防治方法中还有一种貌似与我们的日常生活联系不多的方法，叫作法规防治。使用这种方法的一般都是检疫、卫生监督部门。苍蝇和蟑螂一样，常常通过飞机、轮船、火车等交通工具进行"长途旅行"。这些有害生物（特别是外来物种）入侵我国，不仅会破坏原有的生态环境，还可能带来我国本来没有的传染病。因此，为了守住国门安全，我国制定了相关的法规来督促开展有害生物的防治，只是这项工作因为面广量多，需要工作人员付出艰苦的努力。

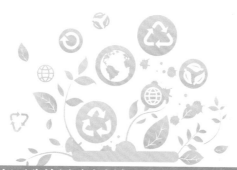

三、如何正确使用杀虫剂和灭鼠剂?

虽然我们不会经常使用杀虫剂和灭鼠剂，但我们仍然需要知道它们是不同种类和拥有不同功效的两种农药。顾名思义，杀虫剂是用以防治害虫类的化学制剂，包括有机杀虫剂（有机氯、有机磷、有机硫制剂，以及氨基甲酸酯类与拟除虫菊酯类）、无机杀虫剂（无机砷、无机氟、无机硫制剂）、植物性杀虫剂、矿物油杀虫剂和微生物杀虫剂。灭鼠剂则是用于控制有害鼠类等啮齿类动物的农药，包括急性灭鼠剂和慢性灭鼠剂。灭鼠剂和大部分的杀虫剂都对包括人在内的哺乳动物具有毒性，使用时需要十分小心谨慎。

合格安全的杀虫剂和灭鼠剂都应取得农药登记证和生产许可证，并且应在有效日期以内。因此，大家应该通过正规的渠道购买杀虫剂和灭鼠剂。工厂生产的杀虫剂原药，由于有效成分含量相当高（近于纯品），一般不能直接施用，而必须稀释到可应用的浓度。不同杀虫剂依其理化性质及施用需要被加工成不同的剂型，最后做成不同的公共场所及家庭用杀虫剂商品。通常普通消费者能够买到的杀虫剂有蚊香、电热蚊香片、电热蚊香液、杀虫气雾剂、毒饵、胶饵等，在室内使用前应先关闭门窗并收好食物，其他人和宠物先离开。户外大面积使用杀虫剂的操作人员必须通过专业培训和做好个人防护，施药后进行沐浴。对于家庭个人来说，要注意戴上口罩和手套，在施药后用肥皂洗手和面部等裸露部位。

正确使用杀虫剂，指根据不同目的、靶标害虫和场所来选择不同成分和剂型的杀虫剂。例如处理居住区外环境的飞虫，要求快速击倒（可不杀灭）害虫，这时可以选择主要成分为胺菊酯或丙炔菊酯的杀虫剂进行喷洒；在家里或者食品加工企业，要求杀灭爬虫类害虫，可以选择主要成分为氯菊酯或苯醚菊酯类的杀虫剂；在室内不宜使用敌敌畏，因其对人体健康危害较大；对密闭场所用熏蒸剂或烟剂的效果比其他剂型好。

灭鼠剂经历了几个世纪的发展，现在广泛使用的主要是第二代抗凝血类灭鼠剂，如溴敌隆、杀鼠醚等。其作用机制是通过抑制维生素K_1环氧化物还原酶来阻止肝脏产生凝血酶原，从而导致其内脏、肠胃和皮下等部位出血不止而死。这种灭鼠剂中毒的特效解药就是维生素K_1。这种灭鼠剂较过去使用的急性灭鼠剂有明显的优势。急性灭鼠剂一是对人畜不安全，且至今无有效的解毒药物，很容易造成人畜中毒事故发生。二是灭鼠效果差：因为适口性差导致鼠类不喜欢取食这些药物配制的毒饵；这类药物作用迅速，部分取食了毒饵但未达致死量的鼠类，身体产生不适，拒食毒饵得以继续生存而加大防治难度。

灭鼠剂的正确使用方法是将其装入毒饵盒中，张贴警示标识并将毒饵盒放置在隐蔽、沿着墙根的地方，最重要的是事先做好灭鼠宣传，避免出现安全事故。

目前，杀虫剂和灭鼠剂的大量使用已经在全球范围内造成大量害虫和啮齿类动物对其产生抗药性，且抗药性一代比一代强，以致使用这种农药防治强耐药种群的效果很差，甚至无效。因此，我们在防治有害生物的时候，不能一味依赖化学防治方法，而要采用综合治理的方法。

注意：无论是杀虫剂还是灭鼠剂，都应单独存放于安全通风的库房里并由专人保管。

大自然是人类生存和繁衍的物质基础，保护和改善自然环境，是人类维护自身生存和发展的前提。我们一直在思考，如何在与大自然和谐相处的同时，防止有害生物入侵。这个平衡一旦被打破，人类可能就会面临灾难。因此，研究和掌握身边这些有害生物的生活习性，有助于我们运用各种方法对其实施综合防治，在保护环境、减缓抗药性发展的前提下，科学地开展有害生物防治工作，尽量让我们的生活环境健康，提高生活质量。

（胡雅劼）

主要参考文献

［1］汪诚信.有害生物治理［M］.北京：化学工业出版社，2005.

［2］蒋国民.公共卫生与家庭用杀虫剂型及其应用技术［M］.北京：科学技术出版社，2016.

居住交往篇

在我们的生活中，每天都会出现各式各样的活动与交往场景：年轻人上班、送孩子上学，老年人逛公园、锻炼身体，出差时住酒店、周末在家大扫除……

我们总是选择美观整洁的地方，脏、乱、差，甚至有"四害"骚扰的场所，我们肯定会排除。那么，到底哪些地方最适合"四害"孳生和躲避，要怎样做才能最大限度地清除它们，使我们远离它们的骚扰，提高生活质量呢？下面，就让我们一起来看一看、谈一谈。

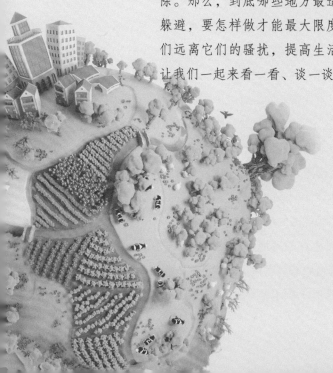

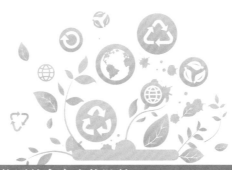

一、居住区的有害生物防控

　　我国的很多城市在经历了多年的持续改造和整治后，居住区的环境得到了明显改善，实现了由"住有所居"向"住有宜居""住有美居"的转变。但是，即使是新建的小区，也难免有一些隐蔽的地方，由于平时很少有人进入，关注比较少，时间长了，堆积的物品和灰尘就形成了"卫生死角"。部分老旧居住区居住环境亟待改善：有的环境脏、乱、差，杂物随意堆放；有的基础设施设备严重老化，下水道淤泥堆积，垃圾桶不能满足日常需要；有的绿化带植被稀疏，甚至没有绿化，泥土裸露，或者杂草丛生，到处都是积水……这些问题在严重影响居住区整体形象的同时，造成蚊、蝇、鼠、蟑等有害生物孳生，大大降低了居住区的居住品质。

　　水是蚊子赖以生存的环境。小区内如果存在路面不平、边石缺失、给（排）水管道渗漏、下水道淤泥堆积、花盆瓶罐等容器随处堆放等现象，就容易形成积水，导致蚊虫孳生。大到小区内的景观水池，小到阳台上花盆下面的托盘，甚至是绿化带里遗落的一个瓶盖，只要有一点点积水，就会招致蚊子产卵，成为养蚊子的地方！鼠类和蟑螂、苍蝇数量众多、适应性强，垃圾桶附近、楼道口、绿化带周围散落的垃圾、堆积的废物，还有宠物的粪便等，如果没有及时清理，就会引来老鼠、蟑螂和苍蝇。因此，无论小区是新建的还是老旧的，都可能存在蚊子、苍蝇、老鼠、蟑螂和各种"小黑飞"。

居住区常见蚊虫孳生水体见图2-1。

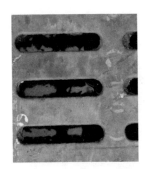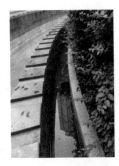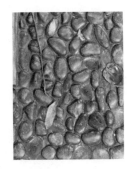

图2-1 居住区常见蚊虫孳生水体

说到这儿，对于居住区内的有害生物防控，也许你心里已经有一点谱了。没错，重点就是完善基础设施，大搞环境治理！倡导居民家中安装纱门、纱窗，定期洗刷花瓶、花盆托盘等任何可能孳生蚊虫的容器；外围要硬化路面，清除掉无用的水体，管理好有用的水体；做好居住区内生活垃圾的定点投放和分类收集；拆除私搭乱建，清除杂物杂草，管理好宠物粪便；堵塞鼠洞，切断老鼠进出的通道……但是仅仅做好环境治理就永远没有有害生物侵扰了吗？如果不是，还应该做什么呢？这就需要我们从综合防治的概念出发。对有害生物进行防控的方法其实很多，如环境治理、物理防治、生物防治、化学防治等，其中，环境治理是最重要、最本质的方法。因为只有清除或者破坏有害生物的孳生场所，才能治本清源，从根本上减少它们的数量。

居住区常见的有害生物孳生场所见图2-2。

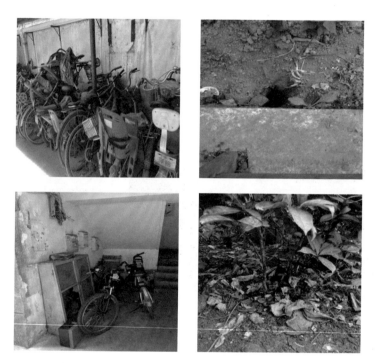

图2-2　居住区常见的有害生物孳生场所

任何生物都会选择在最适应的环境里生存。这些环境中，要么有丰富的食物，要么有适宜繁殖的营地，要么有适宜的活动空间。因此，环境治理就是要改变我们习以为常但恰恰是最适宜有害生物生长的环境。以治理蚊虫的栖息地为例，先找到小区中存在的所有水体。很多小区都有作为景观的水池或者喷泉，这些水体是必须存在的，那么我们就要改善它们。蚊虫一个生活史所需时间与环境温度、湿度和光照有关，夏季一般在7天左右。因此，我们可以每周把水池或者喷泉里面的水都放掉，彻底清刷池子底部和周边。这样做效果往往不错，但是太耗时费力。我们还可以往里面放鱼，大多数鱼类会捕食蚊子幼虫。利用有害生物的天敌来控制它们的数量，就叫生物防治。安装纱门、纱窗，在家里使用蚊帐和电蚊拍，这些是物理防治方法。

　　那要是这些有害生物已经侵入我们的小区，而且数量很多怎么办呢？特别是蚊子和老鼠，繁殖能力很强，一时半会儿除不掉啊！别慌，我们还有绝招：卫生杀虫剂和灭鼠剂。说到杀虫剂，可能你会马上想到夏季小区里工人扛着喷雾器，对着花草树木喷药的场景，还有家里那些贴着杀虫广告的气雾罐。实际上，杀虫剂的种类很多、剂型也很多，商品名就更加"琳琅满目"了。那么，如何科学地选择杀虫剂，怎样正确地使用它们呢？让我们先来了解一下什么是卫生杀虫剂。

　　目前城市居民最常用的卫生杀虫剂主要有拟除虫菊酯类、有机磷类、新烟碱类、氨基甲酸酯类和昆虫生长调节剂类等。这些杀虫剂都是在实际应用中，经过对杀虫效果、毒性、靶标性等指标的长期筛选后，脱颖而出，成为市场主流产品的。杀虫剂原药一般不能直接使用，必须将它稀释后，利用外力使其分散。这就产生了不同的剂型，如蚊香片、电热蚊香液、气雾剂、缓释剂、饵剂、烟剂等。我们在施药时，一定要考虑到场所类型、控制对象和目的。比如在自己家里，夏季蚊虫多时可以先关闭门窗，将电热蚊香液通电或点燃蚊香片后，人和宠物马上离开。半小时到一小时后，房间里的蚊子、苍蝇等被击倒，我们再回去打开门窗通风，晚上睡觉时我们就能免受它们的骚扰。这些电热蚊香液或蚊香片就是拟除虫菊酯类杀虫剂，这种杀虫剂具有杀虫高效、广谱和低毒的特性。对于小区下水道的积水、灌木丛中的积水和地下停车库的积水，我们可以适量投放一些有机磷类缓释剂，其高效、易分解，对环境污染较小，但因为气味较大，因此适用于室外无法清除的水体，杀灭蚊子的幼虫和蝇蛆。如果预算能接受，当然也可以投放一些昆虫生长调节剂，通过影响害虫的生长发育，使其无法羽化为成虫，持续时间长又对其他动物很友好，受到人们的青睐。对于绿化带和树林中的成虫，可以用常量或者超低容量喷雾器进行喷药处理，空中的杀虫剂雾滴能让飞行的害虫体表接触药液而死。但是必须要注意，喷药前应充分对居民进行宣传，让其不在外停留，关闭家中门窗，以免发生中毒事件。而且喷药应避开大风天、雨天和高热晴天，以免影响施药效果和引起操作人员中毒。

常用的卫生杀虫剂见图2-3。

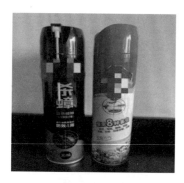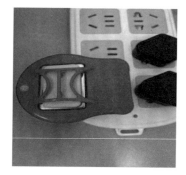
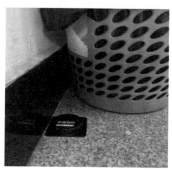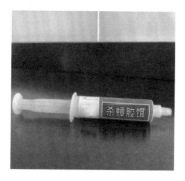

图2-3 常用的卫生杀虫剂

　　虽然卫生杀虫剂属于农药，但由于用于人类居住环境，尤其是室内，其有效成分只占千分之几或万分之几，毒性相对较低。然而，毒性低不等于无毒，由于杀虫剂中无法避免地含有杂质，对人类特别是婴幼儿的潜在威胁不可忽视，加上这方面的研究较少，因此要严格控制。而且，实验室监测数据显示，由于频繁、大量地使用化学杀虫剂，大多数有害昆虫对常用的杀虫剂已经产生了抗药性。简单地讲，就是原来用的杀虫剂浓度和使用频次已经不能再杀灭害虫种群中的大多数个体。一种杀虫剂的研发往往伴随着大量资金和时间的投入，而抗药性达到一定程度后，这种杀虫剂就面临着减少或者停止使用。所以，基于环境保护和延缓抗药性发展的目的，我们不要处处依赖杀虫剂，更要杜绝滥用杀虫剂的现象。

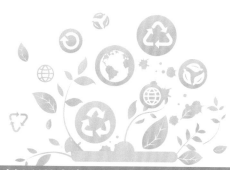

二、活动场所的有害生物防控

随着城市建设的不断发展，居民的交往越来越频繁。街道、广场、公园、绿地和各种活动中心都是人们沟通交流的场所，是人来人往的"共享空间"。这些开放的空间也存在被有害生物骚扰的隐患。

城市街道使用的垃圾收集容器一般为果皮箱、垃圾桶等。这类容器中常常有大量吃剩的食物、饮料甚至油污，如果清理不及时，就会成为苍蝇和老鼠的孳生地。垃圾的臭味和腥味会对苍蝇产生强烈的引诱力，它们会在垃圾表面和地面的渗滤液中产卵，形成蝇蛆。而老鼠也会跑来取食，甚至会在附近筑巢，以周围绿化带作为掩护，到处打洞，这样会让我们的城市形象大打折扣。

绿化带本来是城市中一道亮丽的风景线，但是，如果管理不善，就会成为有害生物的孳生地。大多数绿化带表面上都是整齐干净的，但是如果拨开植物观察，你可能会觉得惊讶：各种纸巾、食物残渣、动物粪便甚至废弃的卫浴设施，都悄悄地躺在其中！这下大家明白为什么白天我们都不怎么看得到"四害"，但一到傍晚它们就出来了吧？原来它们就藏在这些地方！所以，作为合格的卫生城市，应要求环卫部门每天定期转运街道、小区、农贸市场等重点场所的垃圾，并冲洗垃圾收集点各类容器的表面，重要的是，为果皮箱和垃圾桶加套垃圾袋，避免液体垃圾的渗滤液漏出垃圾桶，四处溢流，而且垃圾桶还应加盖，这样可以避免垃圾的气味弥散，同时避免苍蝇在上面产卵孳生。除了垃圾，苍蝇的另外一个重要孳生场所是粪便。随着城市和乡村基础硬件设施的提升，人们对生活环境的要求提高，公共厕所已经不仅仅是收集、储存和初步处理城市粪便的主要场所和设施，而且是城市人文景观之一。公共厕所是社会的一种文化符号，无论是对待公共厕所的态度、使用方式，还是建筑设计，都体现了不同地方的风俗习惯、审美和文化标准，体现了城市物质文明和精神文明的发展水平。

　　虽然大部分城市的公共厕所卫生状况有所改善，但公共厕所管理人员的有害生物防控意识还是令人不太满意，其中一个表现就是一些公共厕所缺乏防蝇设施导致蝇蛆孳生问题。我们可以看到，有的公共厕所进门处有门帘作为阻挡苍蝇等害虫飞入的隔断，有的公共厕所没有门帘，但在室内安装了纱窗或灭蝇灯。那些没有安装门帘、纱窗，或者安装了但没有正确使用的，很有可能招致蚊蝇侵入。还有一些公共厕所是老式通槽式设计的，在每次冲水的间隔期间，便池里停留的粪便和尿液同样有吸引苍蝇的作用，更不用说城郊接合部和农村还存在的旱厕，是蚊子和苍蝇聚集的大本营，应该尽快拆除或改造。

　　公共厕所门口防蝇设施的规范使用与不规范使用见图2-4。

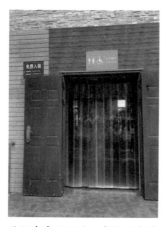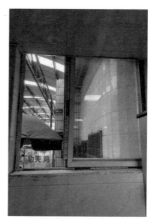

防蝇帘完好无缺，离地距离符　　没有安装纱窗（×）
合要求（√）

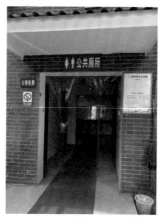

防蝇帘使用不当（×）

图2-4　公共厕所门口防蝇设施的规范使用与不规范使用

　　各种广场、绿地和公园是城市居民的休闲好去处。阳光、绿地、清新的空气和现代化的公共设施使这些公共空间成为人们向往的地方。它们共同的特点：绿植丰富、水体众多、人员密集、食物充足，各种小动物栖息，其中可能就有蚊子、苍蝇、老鼠、蟑螂、螨类（墨蚊）、蜱虫等有害生物。无论是高大的树木、低矮的灌木丛，还是小巧的盆景植物，都是各种昆虫、老鼠喜爱的栖息地。因此，我们可以在隐蔽、靠墙跟的位置适当摆放毒饵盒，用来灭杀老鼠，并注意随时观察毒饵盒，及时添加饵料；沿路可设置一些灭蚊蝇灯，上半部分展示健康教育宣传的内容，下半部分则可在夜晚捕捉蚊子、苍蝇、螨等虫子；清除草丛中的废弃容器、落叶和粪便，破坏蚊蝇的孳生地；对于盆景一类有积水且积水不能清除的孳生地，可以投放一些有机磷类缓释剂，使蚊蝇幼虫不能在其中生长。

有的公园拥有竹林、苗圃和码头，这些区域是白纹伊蚊（俗称"花蚊子"）的重要孳生场所。6月至10月是其活动的高峰期，可在竹林和苗圃喷洒拟除虫菊酯类杀虫剂以降低蚊虫密度。码头常常安放许多轮胎来防止船只冲撞岸堤，而轮胎是白纹伊蚊最喜欢的栖息场所。白纹伊蚊本来生长在东南亚一带，随着橡胶贸易散布到世界各地，所以是一种外来入侵的蚊子。这种蚊子吸血叮咬比较凶猛，因此有"亚洲虎蚊"之称，由于本地原来没有这种物种，缺乏天敌，导致其数量剧增，成为我国的优势蚊种。有轮胎堆放并且积水的地方，白纹伊蚊就会特别多。这种情况也很好处理。我们把轮胎看作一种容器，就知道怎么办了：一是遮盖它们，不让其内部积水；二是如果不能避免积水，就将其底部打孔，这样可以避免白纹伊蚊在其中孳生。

管理不善形成的有害生物孳生地和合格设施环境对比见图2-5。

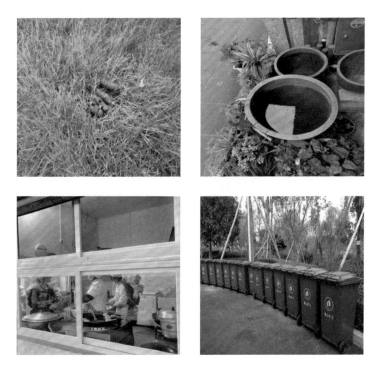

图2-5 管理不善形成的有害生物孳生地和合格设施环境对比

公园、广场内通常会有一些小吃摊点，要注意安装纱窗防蝇和防鼠。只要是售卖直接入口食品的摊点，都要在食品外加装纱窗、防蝇罩等设施，避免食物被污染。

要注意的是，公园是老年人和小孩常去的地方，使用杀虫剂要在没有游客的时候，可以选择开园前或者闭园后，这时大部分昆虫完成了觅食都返回植被中休息，处理效果较好。游客去广场、绿地和公园等区域时，可身着浅色衣裤，皮肤裸露部位涂抹花露水等驱避剂，久坐时使用蚊香，可以有效避免蚊虫骚扰。在广场，可以设置电子显示屏、公益广告牌、健康教育宣传栏等，不断向群众、沿街商户等普及病媒生物防制知识，提高全民病媒生物防制知识知晓率和防制技能。同时积极组织群众、沿街商户清理室内外垃圾、积水、卫生死角，清除病媒生物孳生地。

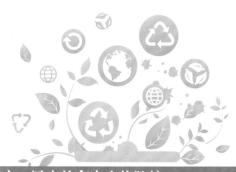

三、酒店、民宿的有害生物防控

随着我国经济的快速发展，旅游和商务活动越发频繁，酒店和民宿的发展相当迅速。民宿经营者为了打造更好的环境，将文化旅游与居住环境相结合，突出各自的特色。无论酒店还是民宿，除了地理位置与服务态度，居住和用餐环境也是顾客在选择入住时考虑的重要因素。因此，做好病媒生物防制工作，既能防病除害，又能提高环境品质，获得顾客的好评。

可能许多人还对2020年上海一家知名餐厅内老鼠上蹿下跳吓坏顾客的新闻记忆犹新。当时顾客在就餐，突然一只硕大的老鼠堂而皇之地从吧台经过，顾客大惊失色，有的还从自己的座位上跳了起来。事后当地市场监管局调查发现，餐厅的天花板和后厨均有洞口，老鼠就是从这些地方进入室内的，加上餐厅厨房和库房的防鼠、灭鼠措施不到位，导致鼠密度较高，最终该餐厅只能停业整改。另一个事件是顾客在某五星级酒店喝咖啡的时候，发现一只个头不小的老鼠出没两三次，最后竟然直接爬上餐盘，顾客吓得惊慌尖叫。这也是管理存在漏洞，没有正确使用防鼠设施、堵塞鼠洞造成的事故，不仅影响顾客就餐，还对食品安全造成隐患。

酒店和民宿共同的特点：空间大、相对开放、人员来往密切、允许携带食物以及拥有居住房间、厨房和餐厅等。这些地方是有害生物防治的重点区域。最重要的是做好防护设施的安装与管理工作，将有害生物挡在室外，这对做好食品安全和防病除害工作尤为关键。常见的防蚊蝇和防鼠设施有纱窗和纱门、挂在门口的防蝇帘和风幕机、存放直接入口食品的食品柜、罩在食品上的玻璃罩、墙上的灭蚊蝇灯、铺在地上的箅子（以不锈钢制作的为佳）、安装在排气扇外部的不锈钢网等。这些设施有个专业术语，叫作"三防（防蝇、防鼠、防尘）"设施。这些设施能有效避免有害生物进入室内或者污染食物，是切断疾病传播的重要手段。

风幕机和箅子见图2-6。苍蝇、老鼠进出酒店后厨的通道见图2-7。

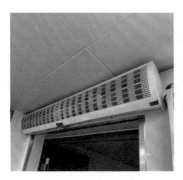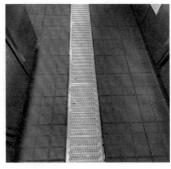

图2-6　风幕机和箅子

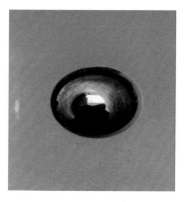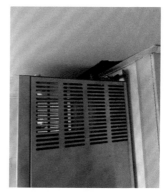

图2-7　苍蝇、老鼠进出酒店后厨的通道

　　然而，这一点恰恰很容易被人们忽视。大多数人认为防护设施不重要，平时不注重检查和维护，一旦设施破损、变形，就容易导致有害生物侵入。很多大酒店、宾馆通过聘请第三方有害生物防治（Pest Control Operation，PCO）公司来定期对这些区域进行消毒、杀虫工作。优秀的PCO公司会在处理前先进行酒店内外环境的虫情调查和危害评估，再制订技术方案和施工。作为雇主，酒店方应配备专人全程监督和参与防制工作，了解酒店哪些地方受到蚊子、苍蝇、老鼠和蟑螂的侵害以及侵害程度，并督促PCO公司定期采用科学正确的手段开展防制工作，进行效果评价，还要记录台账以备查。但是，有一部分PCO公司不注重开展孳生地和侵害状况调查，一上来就大量使用化学制剂，不仅起不到治本清源的作用，还对食品安全造成隐患。比如，有的PCO公司在食品库房或操作间投放灭鼠剂，甚至在没有任何毒饵盒保护的情况下裸投毒饵，容易使毒饵污染食物，引发中毒事件；有的PCO公司在凉菜操作案板上方悬挂灭蝇灯，蚊蝇等飞虫飞进灭蝇灯被电击后，极有可能掉落到下方案板上的食物中，为食物"加肉"。

那么，酒店的后厨如果有有害生物入侵，应该怎样处理呢？正确的操作方法：首先，库房食品都放在货架上，隔墙离地，避免老鼠、蟑螂躲避在里面；其次，在墙角等隐蔽处布放粘鼠板或者捕鼠笼，同时收好所有的食物，用物理方法捕捉老鼠；再次，进出厨房的门口上方安装风幕机，令其不间断吹风，从而防止蚊蝇等飞入；最后，室内墙上安装灭蝇灯，捕捉进入的苍蝇，每天及时收集、清运厨余垃圾，在橱柜里和下方布放粘蟑纸以捕获进入的蟑螂。

酒店另一个容易被有害生物侵害的地方是客房。通常，客房和酒店的布草间都带有窗户、空调孔洞、下水道等与外界相通的设施。如果窗户没有安装纱窗，则开窗通风会导致蚊虫、蚋、衣蛾、隐翅虫等昆虫飞入，对顾客造成骚扰。布草间存放着大量床上用品和卫浴用品，如果窗户不安装纱窗，有可能被老鼠入侵，甚至筑巢躲避其中。空调孔洞、下水道因湿润、阴暗，常常成为蟑螂栖息的场所。有些顾客会在房间内用餐，残留的食物和人的皮屑等都可以成为蟑螂的食物。因此要做好环境卫生保洁工作，房间内的垃圾要日产日清，客房内部建议不使用地毯，便于保洁，避免螨虫等有害生物孳生，如果已经安装地毯，建议定期清洗并找专业公司除尘和除螨。

安装了纱窗的客房窗户和没有安装纱窗的布草间窗户见图2-8。

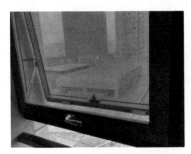 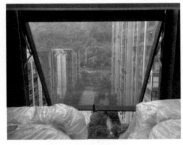

图2-8　安装了纱窗的客房窗户和没有安装纱窗的布草间窗户

要减少酒店和民宿内部的病媒生物，除了做好"三防"设施的建设和管理，还要从外环境治理入手。酒店和民宿的外环境治理与居住区环境治理类似，主要从清除孳生地入手，找到绿化带的杂草、垃圾、积水和鼠洞，清除这些常见有害生物的栖息地，在其活动的高峰期，可以局部使用卫生杀虫剂和灭鼠剂，并做好宣传工作，防止人员中毒。

生态环境的影响是潜移默化的。一个拥有良好市容的城市，能吸引更多的人前来投资、工作、学习和居住，也能让本地居民在默默为城市发展奉献的同时，享受到更高质量的生活，两者互相作用、互相推进。有害生物防治工作体现了城市管理者的水平，是一项重要的民生工程，是我国社会主义和谐社会建设的重要组成部分，也是精神文明建设的重要体现。要做好这项工程，需要所有市民的积极参与和支持。加强有害生物防治的宣传，既可以提升市容，也可以提升人口素质。

各种形式的有害生物防治科普宣传见图2-9。

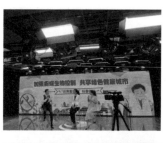
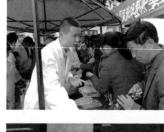
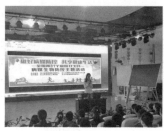
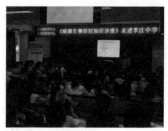

图2-9　各种形式的有害生物防治科普宣传

（胡雅劼）

餐饮旅游娱乐篇

马斯洛需求层次理论，又称为基本需求层次理论，是行为科学的理论之一，由美国心理学家亚伯拉罕·马斯洛于1943年提出。该理论把需求由较低层次到较高层次依次分为生理需求、安全需求、社交需求、尊重需求和自我实现需求五类。呼吸、水、食物、睡眠、生理平衡等是马斯洛需求层次理论第一层提出的生理需求，是最基本的生存要素，也是推动人们行动首要的动力。吃、喝、玩、乐，恣意享受生活是一种生活态度。下面我们一起来了解一下与我们生活息息相关的餐饮旅游娱乐方面的有害生物防治知识。

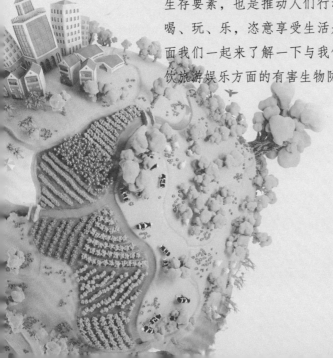

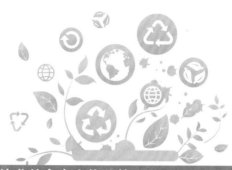

一、餐饮业的有害生物防控

　　老年人常用"病从口入，祸从口出"这句谚语来告诫我们，要注意饮食卫生和说话艺术。我们所关注的重点便是食品安全。致病微生物能在蚊、蝇、鼠、蟑螂等有害生物体内发育、繁殖或能通过其携带的方式进行传播，进而影响人类的身体健康。有害生物与人类共同繁衍进化，适应人类生存的城市环境。餐饮场所食物丰富、温湿度适宜，适合有害生物孳生和繁衍，进而成为传播病原体的重要场所。

　　对于餐饮店铺，人们就餐的第一印象很重要。店铺的整体布局、物理装饰和环境条件首先映入顾客眼帘。而供应的食材是否新鲜、环境是否干净卫生是顾客尤其关注的。一说到干净卫生，大家首先会想到使用的餐具是否清洗干净并经过严格的消毒灭菌程序。其实干净不仅仅涉及消毒和灭菌等环节。我们可能忽略了餐饮业涉及的生物危害因素，即有害生物，其主要包括蚊、蝇、鼠、蟑等，俗称"四害"。常见的餐饮业一般有固定场所餐馆（大酒店或饭馆）和流动摊点两种经营模式。无论是哪种模式都离不开操作间（或操作台），这是制作美食的地方。洁净卫生的操作间能有效减少甚至避免"四害"的孳生和繁衍，营造一个良好的烹饪环境。我们经常说某某"苍蝇馆子"的菜肴好吃，但是如果一个餐饮店铺的操作间真的出现老鼠横蹿、蟑螂满地、苍蝇纷飞的场面，谁还敢吃这个店铺提供的任何食物呢？即便这个菜肴再美味可口，估计大家都难以下咽。

那么，一般情况下，"四害"都喜欢躲在什么地方呢？其实它们大部分都是谨小慎微的，不愿意与我们正面接触，并且善于躲藏，不用心还真难发现它们。

首先，介绍一下老鼠，这是个能窜会跳且能打洞的高手，直径1cm的缝隙或空洞它都能轻松通过。操作间的排气孔、烟道、天花板缝隙、空调孔洞、煤气管道、下水道等，它都无孔不入。俗话说，胆小如鼠。其实老鼠并不是胆小，而是警觉性相当高，一般在夜深人静或没有人类活动的时候才会择机侵入室内。老鼠的"十八般武艺"在这个时候就会派上用场，比如"缩骨功"，只要老鼠头部能通过孔洞，那么它的整个身子就能轻松通过；又比如"飞檐走壁"，老鼠可以借着超高的自身平衡能力沿着光滑的墙壁行走和攀爬，甚至如履平地。

其次，我们来看看"打不死的小强"。说到"小强"，大家一定不会陌生，它就是我们常说的蟑螂。既然它有如此强硬的外号，那就说明它的生命力比较顽强，是不能轻松消灭的害虫。据可靠考古资料记载，蟑螂化石是早于恐龙时代的。恐龙都灭绝了，而蟑螂依旧与我们生活相伴，顽强的繁衍生存能力令我们折服。蟑螂进入室内一般有两种方式：主动进入和被动进入。主动进入即通过下水道、门缝、墙缝等侵入室内；被动进入即蟑螂会隐藏在购买的食材、货物或外包装中被携带进入室内，尤其是蟑螂妈妈尾巴上拖着的活卵鞘一旦进入室内，那便一发不可收拾，一个活卵鞘最终可孕育出10～50只蟑螂宝宝。蟑螂喜欢选择温暖、潮湿、食物丰富和多缝隙的场所栖居，比如后厨的下水道缝隙、灶台旁、橱柜底侧、发电机侧面、饮水机内壁，甚至消防栓和取电箱内等不易发现的地方。蟑螂还有个外号叫"偷油婆"，说明它非常喜欢取食香油的面制食品，所以我们的面点房一般是蟑螂的重灾区。

再次，我们说说苍蝇。一说到苍蝇，大家可能都有些恶心反胃，确实，它时常出现在脏、乱、差的环境中。苍蝇喜欢吃甜食或者腐食。苍蝇属于杂食性昆虫，可以摄食人类的食品、禽畜的分泌物与排泄物、厨房的下脚料以及垃圾当中的有机物。它还有边吃边吐边拉的恶习，极易污染食物和餐具。后厨中最容易招惹苍蝇的地方就是潲水桶和下水道，这两个地方的食物及其残渣对苍蝇的吸引力极强。

最后，我们说说蚊子。后厨操作间中的蚊子，大家可能相对较少见到，但是蚊子也是无孔不入的害虫。无论是位于一楼还是几十层楼的操作间，成蚊都可以通过自身飞行或借助搭乘电梯等从室外进入室内，停留在阴暗的角落，等待叮咬吸血的时机。后厨闲置的积水容器，尤其是泡菜缸的坛沿水，是为成蚊产卵孳生提供便利的场所。

前面，我们介绍了餐饮店铺后厨的"四害"。那么堂食的餐厅又容易在哪些地方发现它们的身影呢？餐厅的配餐柜、消毒柜、饮水机和吧台等绝对是老鼠和蟑螂最爱"光顾"的地方，而苍蝇和蚊子则会通过门、窗等通道进入室内对人类进行骚扰和叮咬，并且成蚊还会在餐厅内的盆景、花盆、假山石窝、水池等水体中栖息产卵，进而繁衍后代。

餐饮店铺后厨和周边的卫生死角形成"四害"的孳生场所见图3-1。

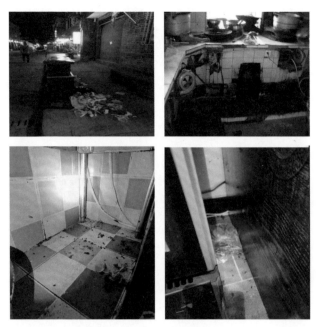

图3-1　餐饮店铺后厨和周边的卫生死角形成"四害"的孳生场所

　　在餐饮业中还有一个容易藏匿和孳生"四害"的地方，那就是库房。这个地方堆放的东西不会经常挪动位置，平时工作人员在此活动的时间也相对较少，"四害"正好藏匿在这里免去人类的干预和打扰，尤其是蟑螂和老鼠，在这里它们可以享受各种食物原材料，吃饱喝足后便回到"窝点"休憩。

　　既然"四害"是造成食源性传染病的"元凶"，那么我们该怎么治理呢？为做好餐饮场所病媒生物防制工作，从源头上消除食品安全隐患，落实防制措施很有必要。应做到以下几点：首先，要重视环境综合治理。经常进行环境卫生大扫除，清除卫生死角，彻底做好清洁卫生，尤其是后厨灶台、冰柜、蒸箱等邻近的地面和墙角。库房内久放未使用或挪动的物品应尽快使用或定期挪动，清除鼠迹和蟑迹，端掉老鼠和蟑螂的"窝点"。应做到餐厨垃圾日产日清，清除闲置积水容器，及时更换水体，减少苍蝇和蚊子的孳生场所。其次，应加强物理阻断或隔绝。对垃圾桶、潲水桶等存放容器应加设盖子，并且经常保持密闭，避免老鼠和苍蝇侵入或取食。针对老鼠，应定期检查房屋天花板、燃气管道、电线管道等是否有破损或孔洞，并及时进行修补和填堵；后厨排风扇和抽油烟机等处应加装空隙小于0.6cm的防鼠铁网；下水道等处应安装空隙小于1cm的横箅子或在下水道外排处安装空隙小于1cm的竖箅子；库房房门内外底部需用铁皮包30cm高度，并加装可移动的60cm高的金属挡鼠板。针对蟑螂，堵洞抹缝，减少或清除蟑螂的栖息和孳生场所。多数情况下，蟑螂通过各种食品容器、包装箱等物品被携带入室内，因此，物品进入室内之前，应仔细检查，预防蟑螂及其活卵鞘侵入新环境。针对蚊子和苍蝇，安装纱门、纱窗和风幕机，阻断蚊子和苍蝇进入室内的通道。

除了阻断"四害"进入室内的通道和清除藏匿地点，我们还可以使用物理防治方法进行密度控制。比如，可以使用粘鼠板、鼠夹和捕鼠笼等工具捕杀老鼠，使用蟑螂屋、粘蟑纸粘捕蟑螂，使用粘蝇纸或粘蝇条、诱蝇笼或灭蝇灯捕捉及杀灭苍蝇，使用诱蚊灯和电蚊拍捕捉及杀灭蚊虫。最后，辅以化学防治以增其效。比如，可在下水道等处悬挂灭鼠蜡块，在室外墙角隐蔽位置布放灭鼠毒饵盒等，灭杀老鼠；可在蟑螂经常活动的地方投放杀蟑胶饵诱杀蟑螂；可在不易或者不便清除的水体内投放灭蚊蚴生物制剂或有机磷类化学杀虫剂杀灭蚊子幼虫；在保证食品和人身安全的前提下，采用拟除虫菊酯类化学药物以滞留喷洒的方式进行蚊蝇成虫的杀灭。

餐饮后厨规范的防鼠横箅子见图3-2。餐饮后厨的风幕机见图3-3。使用蟑螂屋进行蟑螂粘捕见图3-4。使用灭蝇灯灭蝇见图3-5。

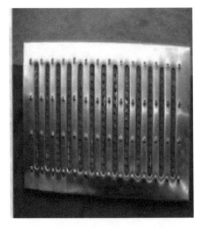
图3-2　餐饮后厨规范的防鼠横箅子

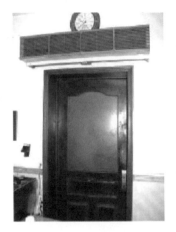
图3-3　餐饮后厨的风幕机

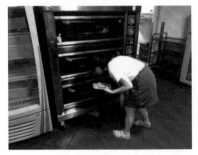
图3-4　使用蟑螂屋进行蟑螂粘捕

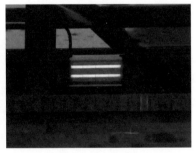
图3-5　使用灭蝇灯灭蝇

　　在餐饮场所的"四害"防治过程中，我们提倡以环境综合治理为主，清除害虫的孳生场所，使其无法栖息和繁衍，从源头上控制害虫密度。防治策略上以物理防治优先，加装"三防"设施，比如防鼠网、挡鼠板、防鼠箅子、纱门、纱窗、防蝇帘、灭蝇灯、风幕机等隔离阻断设施，堵住它们进入室内的通道。科学、谨慎地选择和使用化学防治方法，保障人员、原材料、食品和环境安全。多管齐下的综合防治策略,有助于餐饮场所的病媒生物防控工作顺利开展,从而为顾客提供安全舒适愉悦的就餐体验,也为商家提供良好的营商环境。

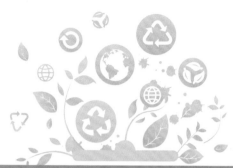

‖ 二、旅游景区的有害生物防控 ‖

随着人们生活水平的不断提高，旅游作为休闲娱乐的方式之一，受到越来越多消费者的青睐。所有的旅游行为都离不开旅游景区。那么旅游景区有哪些常见的病媒生物呢？又该怎样来预防和控制它们呢？下面我们就一起走进旅游景区病媒生物防制小课堂。

旅游景区按旅游资源类型分为文化景区和自然景区。文化景区是指由各种社会环境、人民生活、历史文物、文化艺术、民族风俗、物质生产等构成的文化景观，而自然景区是指依托自然资源的观赏景区。文化景区的病媒生物主要是老鼠、蚊虫、蟑螂和苍蝇，而自然景区除了老鼠、蚊虫、蟑螂和苍蝇，还容易出现螨、蜱虫和跳蚤等病媒生物，它们都是非家栖性昆虫，常在野外活动，当人类或动物出现在它们的领地时，它们便伺机吸附在人体或动物上，完成叮咬吸血过程。自然景区大多是开放式的野外环境，有害生物孳生条件充分，由病媒生物造成的纠纷和案件时有报道。2008年，某小孩与父母前往乌鲁木齐南山国家森林公园菊花台景区游玩，在山上玩耍时，被一种虫子叮咬了右下颚，十分钟后小孩出现双下肢发软、无法行走、想睡觉的表现，在送往卫生院途中出现昏迷状态。医院病历记录患儿入院时的情况：无意识，面部及口唇发紫，四肢指尖发紫。患儿后经抢救无效死亡。调查发现，该起病案纠纷的罪魁祸首为蜱虫。蜱虫俗称草爬子或草虱子，是一类寄生性昆虫，嗜吸动物和人的血液，叮咬后引起过敏症状甚至传播森林脑炎和蜱传热等疾病。由此可见，景区的病媒生物防制工作不容忽视，应加强管理。

那么，在旅游景区的病媒生物防制工作中，景区的管理人员和工作人员应该怎样做呢？一是要成立病媒生物防制管理的相关组织或者机构，比如景区病媒生物防制工作小组，明确相应人员职责及分工。二是要强化病媒生物防制知识的健康教育科普宣传工作，营造人人知晓、积极主动参与病媒生物控制的良好氛围。可以充分利用景区的网站、微信公众平台、LED显示屏，开展病媒生物的种类识别、疾病传播和综合防制等知识的宣传活动，并制作病媒生物相关宣传栏，在景区入口或广场等显著位置展出。三是组织或者聘请相关专业技术人员进行病媒生物的孳生地调查，及时掌握景区内病媒生物孳生地的种类和数量。孳生地调查主要包括以下几个方面：假山石窝、盆栽及花盆托盘、拖把池、下水道、小水沟、废弃水缸、闲置饮料瓶、竹筒、树洞、废弃轮胎，甚至大型枯枝落叶堆等。所有容易积水的容器都是蚊虫孳生和繁衍的绝佳环境。检查垃圾站点地面墙面有没有污水或腐败物，垃圾桶有没有套袋，垃圾有没有"爆桶"现象，垃圾桶内壁和底侧有没有积存污垢，灌木丛和绿化带内有没有宠物粪便，这些都是苍蝇极易藏匿或孳生的场所。查看垃圾桶周边隐蔽的地方有没有老鼠的洞穴，绿化带靠近硬化边缘的孔洞有没有鼠道，树木根部有没有鼠洞，杂物间有没有发现鼠粪，管线孔洞有没有老鼠啃咬或爬过的痕迹，防鼠网有没有被老鼠咬破的迹象。尽管老鼠一般会选择在夜深人静的时候出来活动，但景区的老鼠，尤其是自然景区的老鼠也喜欢白天出来"凑热闹"，盗食垃圾站点附近游客刚丢弃的食物残渣等。室内外的垃圾桶是蟑螂经常光顾的地方，厕所洗手台下水道附近也会发现蟑螂出来喝水"遛弯"的身影，污水井、管线井和下水道也是蟑螂喜好的藏身处。枯枝落叶积存点、杂草丛生的绿化带和灌木林地是吸血蠓类聚集和活动的重要点位，河流周边的泥潭浅滩是吸血蠓类栖息和繁衍的场所。自然景区的流浪猫、流浪狗或野生动物等是蜱虫和跳蚤等寄生性昆虫的主要寄主，蜱虫和跳蚤常常会随着它们依附的寄主的转移而迁移，然后选择合适的地点散落并重新安置短暂停留的新家，比如草丛间、灌木枝头等。流浪猫和流浪狗时常会引起部分爱护小动物的游客，尤其是小朋友的怜悯和关注，游客会靠近它们并抚摸、逗耍和投食，而就在此刻，隐藏在这些小动物身上的蜱虫和跳蚤抓住绝佳的机会"纵身一跃"，跳到游客身上，潜伏叮咬并完成吸血，吸饱血后有的会自然脱落，有的则会继续待在游客身上。另外，景区内的林地草丛和绿化带也不乏蜱虫和跳蚤活动的身影。游客游玩时喜欢选择草坪喝水和吃东西，休息片刻，或者直接安排一顿丰富的露营野餐，散落在其中等待已久的游离蜱虫和跳蚤便会找准机会跳到人的身上，寻找身体裸露的皮肤部位，如手部、腿部甚至颈部等容易下口的地方，伺机叮咬吸血。

景区内常见的"四害"栖息地见图3-6。

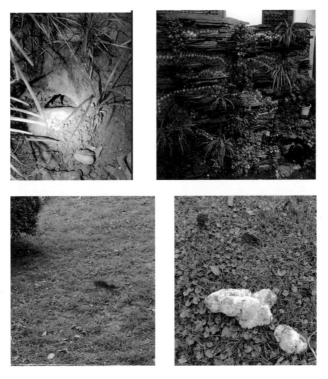

图3-6 景区内常见的"四害"栖息地

采用以环境治理为主、辅以物理防治和化学防治的综合防治手段,控制病媒生物密度。定期开展环境卫生大扫除活动,营造干净卫生的景区环境,从根本上清除病媒生物的孳生场所。清除杂草和废弃的积水容器,填平坑洼地,及时疏通下水道,定期清洗和更换花盆及盆栽积水,减少蚊虫孳生场所,控制蚊虫密度。水池等中小型水体投放景观鱼类以消灭蚊子幼虫,降低蚊子幼虫密度。室内外也可以挂放诱蚊灯进行成蚊诱杀。垃圾桶套袋加盖,垃圾日产日清,定期清洗或更换垃圾桶,清除绿化带内粪便或腐败物,减少苍蝇孳生场所。食品加工和售卖场所、厕所等重点场所可以使用粘蝇纸、捕蝇笼或安装风幕机、纱门、纱窗、防蝇帘和灭蝇灯，采用物理防治方法防制苍蝇。清除杂物和堆放物，减少鼠类孳生场所，食品原材料和成品密闭保存，控制老鼠食物来源，填堵各类鼠洞，并投放磷化铝等灭鼠剂。食品制售场所、库房和食堂等重点场所填缝堵洞，安装防鼠网和挡鼠板等防鼠设施，杜绝老鼠进入室内，也可投放粘鼠板、捕鼠夹和捕鼠笼等工具捕杀老鼠。管理好各类食品和垃圾，清除蟑螂孳生场所，可在蟑螂经常出没的地方放置蟑螂屋或粘蟑纸进行物理灭杀蟑螂。清除河流和池塘附近的泥潭浅滩，减少蠓类孳生场所。清除林地杂草等，管理景区内的流浪猫和流浪狗，减少跳蚤和蜱虫的孳生场所。当出现各类有害生物密度较高的情况时，我们需要采取速度快、效果好的化学防治方法。比如，在老鼠经常出没的重点场所，如垃圾池、厕所、厨房外部下水道等的隐蔽位置设立灭鼠毒饵站，由工作人员规范投放鼠药；对绿化带、垃圾桶等蚊、蝇孳生区域使用拟除虫菊酯类药物进行滞留喷洒；对蟑螂易孳生的场所可以投放杀蟑胶饵进行速效灭杀，对下水道、管线井和窨井等可以采用热烟雾消杀。

　　景观水池饲养锦鲤防蚊见图3-7。景区开展滞留喷洒灭蚊工作见图3-8。

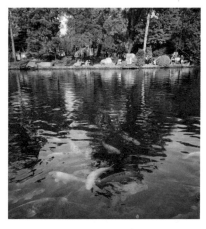 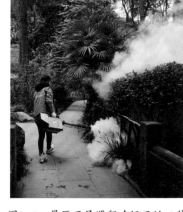

图3-7 景观水池饲养锦鲤防蚊　　　图3-8 景区开展滞留喷洒灭蚊工作

而游客在景区旅游时应该怎样做，才能有效避免病媒生物的危害呢？

首先，我们应该主动保护和爱惜景区环境，不能乱丢乱扔果皮、食物残渣、塑料袋和包装盒等垃圾，寻找最近的垃圾桶扔垃圾。其次，做好个人防护，尤其是在夏秋季节，病媒生物较活跃的时候，可以身着浅色、长袖长裤衣物，避免蚊、蠓的叮咬。也可涂抹含有避蚊胺等有效成分的化学驱避剂（如花露水等）驱赶蚊子和蠓。尤其是在自然景区游玩时更要谨慎，穿越绿化带、草坪、林地或灌木丛前应涂抹化学趋避剂，使吸血昆虫闻味而逃，穿越之后应及时检查身体皮肤裸露部位和衣裤等，观察是否有蜱虫和跳蚤等黏附其中。若发现有蜱虫和跳蚤附着，但未发生叮咬吸血，应及时清除；如果发现有被蜱虫叮咬的地方，并且蜱虫头部已嵌入皮肤内无法拽动，需要选择就近的医院及时就医，在医生的专业指导和帮助下将其取出，并由医生根据检查情况及时处理伤口和安排相应的药物治疗。

蜱虫的头为倒三角形，若试图将其硬性拽出，可能会造成其头部滞留于皮肤内难以去除，进而导致过敏发炎甚至溃烂等不良后果。

景区开展游离蜱虫调查见图3-9。景区开展吸血蠓人诱调查见图3-10。吸血前的蜱虫见图3-11。吸血后的蜱虫见图3-12。

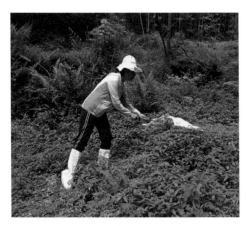

图3-9　景区开展游离蜱虫调查

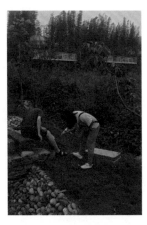

图3-10　景区开展吸血蠓
人诱调查

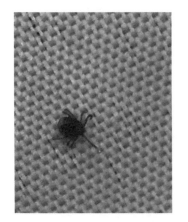

图3-11　吸血前的蜱虫

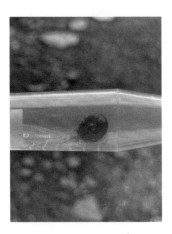

图3-12　吸血后的蜱虫

　　通过开展科学规范的旅游景区病媒生物综合控制工作，保证各种防制策略的实施，清除病媒生物的孳生场所，有效控制病媒生物的密度，景区内常见的病媒生物对游客的骚扰和叮咬将会得到有效的控制，病媒生物性传染病的发生和传播也会相应减少甚至消除，从而营造良好的景区形象，进一步提升游客的旅游体验，保障游客身体健康。

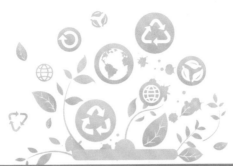

三、娱乐场所的有害生物防控

娱乐场所是为我们提供休闲、娱乐、放松的地方，比如电影院、网吧、KTV、酒吧、茶楼、游乐场、市政公园等。随着生活节奏的加快，人们在繁忙的学习和工作之余，需要释放内心的压力和紧张情绪。娱乐场所在我们的生活中不可或缺。娱乐会给我们平淡的生活带来光彩，娱乐会使我们变得更有趣味，娱乐还可减轻当今社会人的心理压力与精神负担。如果缺少娱乐活动，我们的生活将变得单调、乏味和无趣。既然娱乐场所在我们的生活中如此重要，那么场所本身的美好环境就需要大家一起来共同创造和维护。

结束一周忙碌的工作后，周末陪伴孩子和家人在电影院正兴致勃勃地看着一部新上映的大片时，一只不请自来的老鼠突然蹿到你的跟前，你是否会被吓得惊声尖叫？这不，浙江嘉兴的一家电影院里面，一名女子在观影的时候，突然不知从哪里跑来一只老鼠，以"迅雷不及掩耳之势"就钻到了这位女子的裤腿里，当时该女子被吓坏了，连忙拍打着身体驱赶老鼠，急忙冲出电影院。无独有偶，有观众在观影期间被老鼠咬伤脚趾，某KTV一顾客在唱歌过程中发现从盛满可乐的杯中爬出一只蟑螂，一男子在网吧上网时被不明昆虫叮咬得全身是包……

在观影、上网或唱歌过程中食用的爆米花、瓜子等食物残渣容易洒落在地上和座椅的隐蔽位置。保洁人员清扫时，容易忽略或者无法清扫到，这便给老鼠和蟑螂留下了一顿美味大餐。它们伺机行动，待夜深人静时，便开始"狂欢"。

影院、网吧和KTV的病媒生物防制工作尤为重要，相对密闭和黑暗的环境条件为老鼠、蟑螂和蚊子提供了有利的生存空间，它们的骚扰和叮咬等行为给消费者带来极差的消费体验。影院、KTV、网吧应加强日常清扫工作，尤其是卫生死角的保洁，断绝老鼠和蟑螂的食物来源，减少其孳生场所；同时，定期检查各种管线孔洞，对破损的地方填缝堵洞；针对放映厅内的电器组合、网吧的电脑机房、KTV的卡座缝隙及座位软包内部等部位进行检查，及时清除蟑螂和老鼠的孳生场所；安装纱门、纱窗、风幕机等阻止蚊虫、吸血螨和苍蝇等飞虫进入室内；定期采用粘鼠板、粘蟑纸、灭蝇灯、电蚊拍等物理灭杀工具诱杀老鼠、蟑螂、苍蝇和蚊子，为顾客提供舒适的消费环境。

电影院观影区可能存在的孳生场所见图3-13。

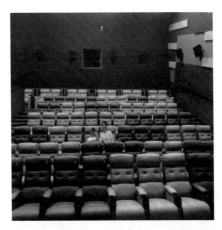

图3-13 电影院观影区可能存在的孳生场所

　　谈到我们的传统饮食文化，一定与吃、喝二字沾上边。一说到喝，可能大家就会想到酒和茶。酒以豪饮为上，茶以细品为佳。从某种意义上讲，饮酒和品茶不仅仅代表了两种不同的饮食习惯和性格特征，而且体现了两种不同的生活态度。为释放日常工作和生活的压力，周末约上三五好友到酒吧喝杯酒或者去茶楼喝杯茶，聊聊天，是都市人常见的交际休闲方式。一些轻奢酒吧或茶楼会选址在风景优美且相对开放的场所，显得更有格调，比如，公园内的露天茶楼、沿河边的酒吧。而这些有绿化和有水的地方，可能会有蚊虫和吸血蠓等。它们除了骚扰人们，还会进行叮咬吸血，进而引起人体过敏或疾病传播。

　　这些场所应及时加强清扫保洁，清除树丛中的枯枝落叶，及时更换闲置容器和盆景花盘内的积水，减少甚至清除蚊虫和吸血蠓的孳生场所；挂放诱蚊灯，采用物理方法诱杀成蚊和成蠓；使用蚊香液和灭蚊片进行化学驱蚊，并定期使用拟除虫菊酯类化学药物开展杀虫工作。与此同时，老鼠、蟑螂也是这些场所的不速之客，尤其是吧台、开水间、厕所等容易藏匿老鼠和蟑螂的地方，应定期清除杂物，移动物品位置，加强保洁；定期布放粘鼠板、粘蟑纸等进行物理捕杀；同时，也可在相对隐蔽的墙角位置布放灭鼠毒饵站灭鼠，使用环境友好型杀蟑胶饵和杀蟑气雾剂灭蟑。总之，无论是相对密闭的还是开放的酒吧和茶楼，都应做好病媒生物的综合防制工作，减少其对顾客的袭扰，为顾客提供一个良好的娱乐放松环境。

易孳生蚊虫的露天酒吧盆景绿植见图3-14。易遭蚊蠓叮咬的露天茶馆见图3-15。

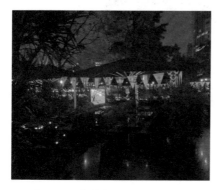 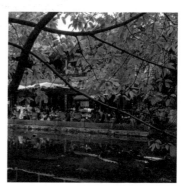

图3-14　易孳生蚊虫的露天酒吧　　　图3-15　易遭蚊蠓叮咬的露天茶馆
　　　　盆景绿植

游乐场和市政公园颇受小孩的喜爱，这里有各种各样好玩的玩具和娱乐、锻炼设施，可以尽情地玩耍。但由于小孩缺乏危险识别能力和自我保护能力，独自玩耍时可能会发生一些意外。例如，在重庆市某儿童游乐园，幼童不小心误食老鼠毒饵被紧急送医抢救；在青岛市，一男孩在市政公园玩耍时脚趾被蜱虫叮咬；在广州市，多名儿童在市政公园玩耍时，被带毒的白纹伊蚊叮咬后感染登革热；在深圳，某市政公园内儿童被吸血蠓叮咬后出现红肿、瘙痒等过敏症状。

由此可见，游乐场所和市政公园的病媒生物防制工作相当重要。这类场所应该如何做好病媒生物防制工作呢？首先，管理好环境卫生，清除病媒生物的孳生场所。比如对室外的轮胎装饰品进行打孔或填充沙土，避免内部积水，使得蚊虫和蠓无法在此孳生；做好垃圾站点和卫生死角的清洁工作，食物残渣及时收集清扫，垃圾日产日清，减少苍蝇、老鼠和蟑螂的孳生。其次，室内推荐采用纱门、纱窗、灭蝇灯、风幕机、防鼠网、粘蝇纸、粘蟑纸、粘鼠板等物理防治工具对病媒生物进行有效阻挡和捕杀。最后，室外环境可采用对人体低毒、环境友好型且抗药性较低的化学杀虫剂进行杀虫灭鼠处置工作。游园内轮胎积水孳生蚊虫见图3-16。

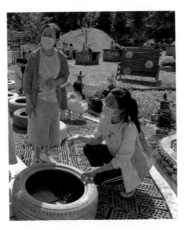

图3-16　游园内轮胎积水孳生蚊虫

场所的硬件设施的质量固然重要，但优美的自然环境、洁净的环境以及远离病媒生物骚扰和叮咬的环境能起到锦上添花的作用。娱乐场所为顾客提供舒适、安逸、放心的消费环境，得到顾客的一致好评和充分肯定，才能获得顾客的再次光顾。在日常病媒生物防制工作中，我们提倡以环境综合治理为主，根据需要，适时辅以物理方法和化学方法进行病媒生物密度控制。病媒生物控制工作并非要求消除和杀灭所有病媒生物，而是将病媒生物的密度控制在不足以产生危害的水平。化学防治虽然杀灭速度快、周期短、效果好，但不科学的化学防治往往会导致有害生物抗药性的产生和增加，并且毒性较强和不易降解的杀虫剂在长期使用过程中对自然环境会造成污染，进一步影响人类健康。

为解决抗药性和农药残留等问题，建议科学选用低毒高效、环境友好型化学杀虫剂，并科学轮换或交替使用化学杀虫剂，避免抗药性的产生和增加等不利影响。环境综合治理才是防制病媒生物的根本途径，通过一系列的健康教育和爱国卫生宣传活动的开展，全社会各级各类人员共同携手清除病媒生物的孳生地，才能建设一个美好宜居的城市环境，为建设健康中国做出贡献。

（张伟）

文化体育篇

近年来，人民群众的精神文化需求迅速增长，呈现出多形式、多样化、多层次的特点，文化消费能力大大增强，音乐厅、美术馆、艺术馆及影剧院等文化场所受到市民的热烈追捧。在精神文化方面的需求得到相应的满足后，人们更加重视自身的健康问题。俗话说："生命在于运动。"因此，跑步、游泳、骑行、各类球类等文化体育活动得到了越来越多市民的青睐。当我们参与这些文化体育活动时，有没有因为和一些身份不明的小动物"亲密接触"，而降低了体验感呢？

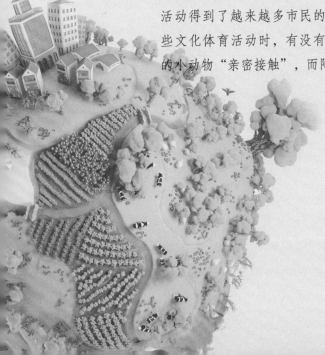

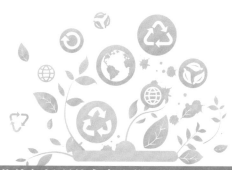

一、文化休闲场所的有害生物防控

　　我们通常所说的文化休闲场所包括音乐厅、艺术馆、展览馆、博物馆及图书馆等，它们是人们生活中不可缺少的部分，甚至一些场所经历了时光的洗礼，见证了这座城市的发展变化，逐渐成为城市的一张名片以及老百姓内心的精神归宿。有些年代感较强的场馆，会吸引不少老百姓前往，以寻找、体验那份厚重的历史感。但是，由于这些场所多位于老城区且修建时间久远，周边老旧院落居多、人员密集，加之基础设施老化、场所设备陈旧、建筑物结构损毁及排水管网污物堆积等问题，不但给老百姓的生活带来诸多不便，而且会造成大量有害生物尤其是"四害"的孳生，严重影响老百姓的生活质量和文化休闲活动的参与感、体验感。

　　任何场所的室内及周边都难免有各类积水，只要有积水，就会有蚊虫前来产卵，积水长时间未干就会孳生成蚊。如果场馆内没有安装防蚊设施或设施老化破损，蚊子就会乘虚而入，尽情地享用一顿

"大餐"。这时观众就不走运了，在蚊虫骚扰下，不但节目参与感及体验感降低，若是不走运，甚至会感染蚊媒传染病。

研究表明，全球有一半以上的人生活在蚊媒传染病的威胁中，疟疾、乙脑、登革热、丝虫病和黄热病等蚊媒传染病时有发生。既然危害那么大，这些文化休闲场所该如何防治蚊虫呢？在建筑物的室内应安装纱门、纱窗、灭蚊灯，主要出入口安装风幕机等防蚊设施；室外进行环境整治，清除无用积水和杂草，硬化地面，疏通下水道，搞好基础卫生等，针对大型的人工水塘，我们可以通过投放鱼类来控制蚊虫的密度，因为大多数鱼类是要捕食蚊子幼虫的。这些方法好用，但有个缺点，那就是周期略长，如果雨天时间较长，积水来不及清理，短时间内蚊虫密度就会快速升高，这样就只有利用卫生杀虫剂了，这种方法叫化学防治。我们可以随身携带一些花露水等化学驱避剂，在自己裸露的皮肤上涂抹一些，能有效防止被"小黑飞"叮咬。

苍蝇出现的最直接原因就是周边环境卫生差，如垃圾未及时清运、公共厕所卫生不佳、宠物粪便未清理等。我们常见的苍蝇有家蝇、麻蝇、大头金蝇和丝光绿蝇。其中，家蝇是个十足的"吃货"，吃饱后间隔几分钟即可排便，由于吐液、排便频繁，失水较多，它频繁取食，就会在食物上边吃、边吐、边拉，造成食物污染，人们食用被污染的食物后很容易引起疾病。

目前已证实苍蝇所携带的细菌有100多种，原虫约30种，病毒20余种。有些吸血蝇还可以通过吸血的方式传播疾病，如睡眠病、炭疽病、破伤风等。文化休闲场所要做到有效防控苍蝇，最核心的方法是搞好环境卫生，清除垃圾、粪便之类的孳生物，防止苍蝇产卵及繁衍后代。

室内与外界相通的孔洞能密封的要密封，密封不了的应安装防蚊蝇设施。那苍蝇进到咱们室内后该怎么杀灭呢？原则上室内不推荐使用化学杀虫剂，偶有不速之客进入时，可以用手动或者电动灭蝇拍将其击落。如果室内苍蝇数量太多，我们建议在室内安装电击式灭蝇灯等。毕竟文化休闲场所跟食品加工销售场所不同，室内不太可能出现苍蝇密度过高的现象，所以没有使用化学杀虫剂的必要。

老鼠不像苍蝇那样喜欢到处活动，胆子特别小，喜欢在昏暗、不易察觉的地方活动。场馆中座椅旁经常有喝完或未喝完的饮料瓶以及用过的纸巾之类的东西，还有的观众边观看边吃零食，未吃完的零食随手一丢，撒得满地都是，种种不文明行为都为老鼠的孳生提供了天然的条件。老鼠通过敏锐的嗅觉闻到食物的气味，就会循着气味进入室内，在食物充足的情况下有可能长期定居下来。久而久之，老鼠密度高了，有可能直接把病菌传给我们，或者通过体外寄生虫间接传给我们。就目前所知，家栖鼠类至少可以传播35种疾病，如鼠疫、钩端螺旋体病、流行性出血热和鼠源性斑疹伤寒等。另外，老鼠在这些场所中造成的损害突出表现在对电力设备的破坏。试想一下，观众正全身心沉浸在艺术的海洋时，突然一只"小可爱"为了磨牙咬断了一根电缆，导致演出中断，甚至导致短路引起火灾，造成的损失是难以估量的。

对于这些鼠害，首先，应该清理环境，做好清洁卫生，把残存的食物清理掉，垃圾桶内盛装的垃圾及时清运。其次，清除室内及周边堆积的杂物，减少老鼠藏匿的场所。最后，对房屋附近绿化带和墙角处的鼠洞进行封堵、填埋，封堵与外界相通的各种孔洞、缝隙。如果仍有"漏网之鱼"一不小心跑进室内，我们可以在其活动频繁区域的墙根布放粘鼠板或捕鼠笼。由于老鼠具有"新物反应"行为，对熟悉环境中新出现的物体较警觉，所以对其进行抓捕时需要有足够的耐心，可能需要等待几天才有效果。老鼠体表有很多跳蚤、螨虫类的寄生虫，会在老鼠死后或者水淹时游离老鼠体表，此时我们接近就可能被叮咬造成伤害。所以，我们发现捕获的老鼠后需要第一时间对老鼠体表及其周边环境喷洒杀虫剂以杀死游离老鼠体表的寄生虫，然后将其水淹或者深埋。在处理老鼠尸体时要避免用手直接接触，应戴好手套和口罩，用镊子等工具进行转移。

机房粘鼠板上的老鼠尸体见图4-1。裸投的灭鼠药及粘鼠板上的老鼠尸体见图4-2。

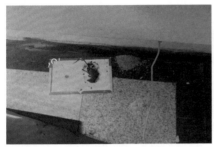
图4-1　机房粘鼠板上的老鼠尸体

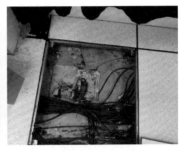
图4-2　裸投的灭鼠药及粘鼠板上的老鼠尸体

最后再谈一谈蟑螂，它有"偷油婆""小强"等多种称呼。可靠研究表明，蟑螂化石出现于石炭纪，距今约3.5亿年，比恐龙还要古老。这归功于它们超强的生命力和繁殖能力。蟑螂喜欢生活在温暖、潮湿、食物丰富的隐蔽场所。它们能吃的食物种类繁多，甜、酸、苦、辣、香、臭等味道的食物都吃，特别喜欢含有淀粉或糖的食物。蟑螂喜欢黑暗、怕光，白天躲在阴暗的角落里，晚上外出找食物、求偶等。有的游客在文化休闲场所内吃各种食物，食物碎渣掉落在地上也不清理，活动结束后，没吃完的食物直接丢在座位上而不带离。如果食物掉进座椅缝隙或者更隐蔽的地方，清洁人员未发现，久而久之，越来越多的食物碎渣堆积，这样就会吸引室外的蟑螂溜进室内，时间久了就会大量繁殖。有些蟑螂躲在仪器设备箱体内陪同这些仪器设备一同进入室内，然而进来就不想走了，时间久了，密度越来越高。蟑螂还会侵害音乐厅、影剧院等场所内的通信设备、电脑等，造成设备故障，甚至引起突发事故。蟑螂能携带40余种对脊椎动物致病的细菌，如麻风分枝杆菌、鼠疫杆菌、痢疾志贺菌等。除此之外，蟑螂体表携带钩虫、蛔虫、鞭毛虫等人体寄生虫卵，一只蟑螂的触角、足和消化道可分离出上万个细菌。国外有报道，美洲大蠊（蟑螂中常见的物种）的分泌物和粪便还含有致癌物质黄曲霉毒素。它的排泄物中含有致过敏物质，人接触后可能发生哮喘和过敏性鼻炎等。

要消灭蟑螂，最有效的办法就是搞好基础卫生，进行大扫除，彻底清除食物残渣等废弃物，断掉它们的口粮。另外，对各种设施设备及房内结构进行全方位的排查，发现裂缝和孔洞后用水泥或者特殊材料堵塞抹平，从而清除蟑螂的栖息地。如果这样还是难以清除室内蟑螂，可以考虑使用卫生杀虫剂或者投放毒饵等化学方法。

图书馆内有害生物病媒生物防控见图4-3。

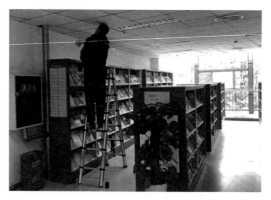

图4-3　图书馆内病媒生物防控

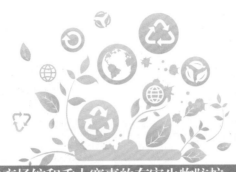

二、体育场馆和重大赛事的有害生物防控

　　体育活动是社会生活的重要组成部分，也是我国社会主义现代化建设必不可少的重要内容。随着经济全球化和赛事活动国际化的推进，赛事活动作为一种媒介，在提升城市影响力和促进城市发展方面的价值受到广泛关注。当我们走进体育场馆参加体育锻炼或者观看体育赛事时，心情是轻松愉悦的，但就在你兴致高涨时，突然几个不明飞行物在你身边来回晃悠甚至咬你几口，会不会很影响心情？晚上当场馆内外灯光亮起时，密密麻麻的小飞虫在灯光周围"炫舞"，这种情况必然会降低体验感。

　　体育场馆内常见的有害生物一般有老鼠、蚊虫、跳蚤、蟑螂等，而场馆外常见的有害生物主要有蚊虫、蠓、苍蝇等飞虫。它们究竟是怎么来的呢？场馆内人员密集，丢弃的食物以及场馆的小型餐厅，都是吸引老鼠和蟑螂的主要因素。另外，场馆内的"三防"设施不完善、施工过程中产生的管线孔洞未及时填堵等，会使有害生物乘虚而入，甚至在场馆内繁衍生息。

新建体育场馆内容易疏漏的有害生物孳生地见图4-4。

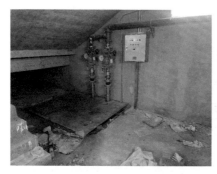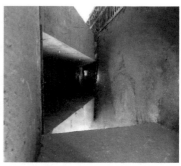

图4-4　新建体育场馆内容易疏漏的有害生物孳生地

那场馆内外那么多有害生物该怎么防治呢？首先要做好场馆内外的环境卫生，完善"三防"设施。如果有害生物密度还是较高，近期又要举办重要赛事活动，要短时间内除掉它们，那我们就只有使用灭鼠剂和卫生杀虫剂了。切记这些化学药物应在没有观众和其他人员的情况下使用，虽然其原药有效成分较少，毒性相对较小，但毒性低不等于无毒，或多或少对人体会造成一定的影响，因此要严格控制使用量。

场馆内外有害生物孳生地调查见图4-5。

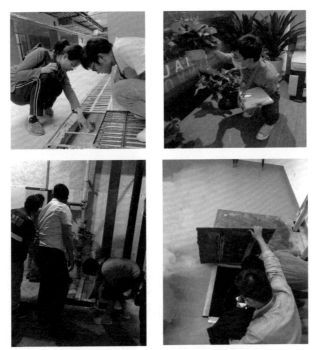

图4-5 场馆内外有害生物孳生地调查

目前国内规模较大的体育场馆的管理均比较健全，在运行过程中与专业PCO公司签订服务合同，把主要有害生物密度控制在较低水平。遇到重大赛事活动，PCO公司作为有害生物防治的主要实施者，在确保赛事活动顺利举办的过程中起着举足轻重的作用。然而众多PCO公司的综合实力以及内部人员素质参差不齐，有的会把经济利益放在首位，欠缺必要的社会责任感，在服务过程中会暴露出各种问题，如药物选择、配制以及器械选用全凭经验，现场施工粗放、随意，记录简单、模糊；现场操作不规范、不标准，服务质量难以达到重要赛事活动高标准的要求。因此，赛事活动承办方和场馆运营方需对参与服务的PCO公司进行严格监督管理，加强质量控制，从而降低发生重大有害生物危害事件的风险，同时防范可能出现的安全事故，并达到赛事活动保障标准。

观众可以穿着浅色衣服，在裸露的皮肤上涂抹一些化学驱避剂，比如花露水。但我们在购买时记得一定要买含有避蚊胺、驱蚊酯等有效成分的驱蚊花露水，而非不含这些成分的止痒花露水。驱蚊花露水对防止蚊子、蠓的叮咬能起到良好的作用。

接下来，我们来谈谈重大赛事活动中的有害生物防控问题。近年来，各个国家和城市积极申办各类赛事活动，因为举办这些赛事活动能够有效提升承办城市的形象和影响力，进而给城市的发展带来有形、无形或者潜在的利益。影响重大赛事活动顺利举办的因素有很多，有害生物控制就是其中之一。有害生物密度过高势必影响到参赛、参会人员的休息和生活，如蚊子、蠓等吸血类害虫对运动员的吸血叮咬，蟑螂、苍蝇等在居住区大量繁殖，老鼠因磨牙而咬断电缆电线，蟑螂侵入电器设备引起短路、断电等事故。重大赛事活动中人群聚集且参与人员来自不同国家、地区，媒介生物性传染病和新发传染病传入传播的风险均大大增加，对人体健康和生命安全构成严重威胁。另外，有害生物造成的媒介生物性传染病甚至可能给举办国家带来严重的国家安全问题。因此，有害生物防控对保障重大赛事活动的成功举办以及阻断媒介生物性传染病的暴发与流行至关重要。

比赛场馆内的蚊子孳生地见图4-6。

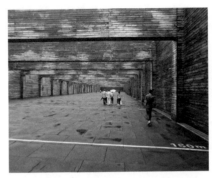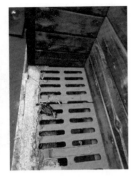

图4-6　比赛场馆内的蚊子孳生地

随着人们对有害生物防控的认识进一步加深,重大赛事活动中有害生物防控所遵循的原则逐渐演变为安全、高效、绿色、环保、规范。其中,安全作为一条主线,一直被当成首要原则。重大赛事活动有害生物防控的安全包括人员安全、药械安全和防控技术安全等。人员安全主要强调参与有害生物防控的各类人员均应符合赛事活动组织方的关于人员的具体要求。高效主要指在保证安全的前提下,重大赛事活动有害生物防控过程中所选用药物和施药方法需防控效果达到最佳,做到差异化、精准化防控。绿色指重大赛事活动有害生物防控需以环境治理为主、物理防护为辅,精准使用生物源性、微毒、低毒卫生杀虫剂和灭鼠剂。环保指重大赛事活动有害生物防控过程中所选用药物和施药方法给自然环境造成的影响尽可能降到最低。规范指重大赛事活动有害生物防控过程中所有施工作业单位需经过严格规范化培训并取得合格证书方可提供服务,另外,在施工作业过程中严格按照操作规程操作。

射击靶场蚊子孳生地见图4-7。游泳跳水馆跳台楼梯下蚊子孳生地见图4-8。体育馆室外楼梯下蚊子孳生地见图4-9。

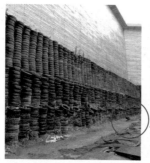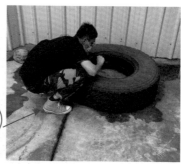

图4-7　射击靶场蚊子孳生地

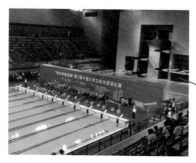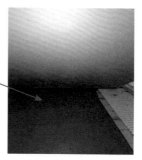

图4-8　游泳跳水馆跳台楼梯下蚊子孳生地

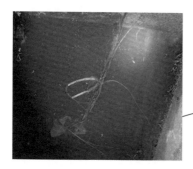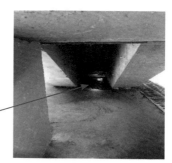

图4-9　体育馆室外楼梯下蚊子孳生地

　　重大赛事活动有害生物防控应具有一整套科学完备的体系，从前期的准备到中期的监测控制再到后期的总结评价，每个环节都不可或缺。前期准备工作主要有前往有丰富办赛经验的城市进行学习考察、有害生物防控相关人员培训、有害生物防控方案的制订、新建场馆交付前"三防"设施的验收及风险评估等。有害生物防控是一项专业性特别强的工作，从业人员必须具备深厚的专业知识储备和较强的实践操作能力，培训的主要目的是提高防控人员对重大赛事活动有害生物防控技术与方法的规范化掌握水平，提高防控人员对有害生物防控工作的意义、目的和重要性的认识，从而全面提高其专业水平和能力，保证防控效果。另外，在新场馆施工阶段，重大活动赛事组织方需提前介入，参与场馆"三防"设施的建设，尤其是场馆内的机房、设备间、库房、管道井、贵宾室和更衣室等重点场所，在建设施工过程中充分预留了管线等穿墙孔洞后尽可能减少不必要的缝隙、孔洞的出现，及时封堵与外界相通的各种非必要的缝隙、孔洞等，在安装房门时，"三防"设施的要求与餐饮场所等重点场所一致。

体育馆内未安装有效的"三防"设施见图4-10。

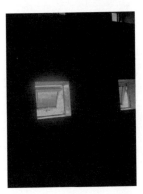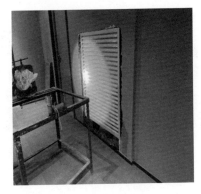

图4-10　体育馆内未安装有效的"三防"设施

有害生物风险评估是指导重大赛事活动有害生物综合防控的基础，根据风险评估得出结果并分析，即可根据重大活动赛事举办地的实际情况采取相应的有害生物防控措施。风险评估首先要充分考虑举办地的有害生物相关法律法规、标准、规范等。其次，通过有害生物密度监测来掌握举办地相关有害生物风险的本底数据资料，包括当地及周边地区有害生物及其传染性疾病的发生及流行情况、输入性媒介生物性传染病状况和国际同期主要媒介生物性传染病发生及流行情况。最后，还需参考以往各类重大赛事活动有害生物防控的宝贵经验。具体评估方法包括现场勘查、查看文献、经验分析、头脑风暴、专家咨询以及风险矩阵法等。通过评估分析，得出重大赛事活动中各类有害生物风险及造成后果的严重性结论，为下一步的决策提供可靠的依据。另外，有害生物抗药性监测是杀虫药剂科学合理选用、有害生物抗药性治理和评价有害生物抗药性的有效方法。根据抗药性监测得出有害生物抗药性结果，可以更有针对性地选择不产生抗药性且环境友好型的生物制剂来替代较易产生抗药性的化学药剂，这也与绿色、环保的赛事活动举办理念相契合。

有害生物密度监测见图4-11。有害生物防控应急演练见图4-12。

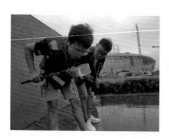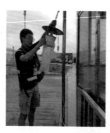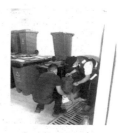

图4-11　有害生物密度监测

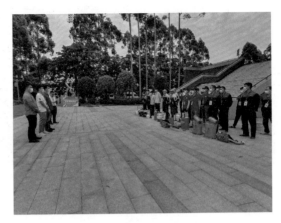

图4-12　有害生物防控应急演练

　　对于检测重大赛事活动有害生物防控效果，确保防控工作落到实处，有害生物防控效果评估工作是必不可少的关键环节。评估内容包括蚊虫、蝇类孳生地控制效果，"三防"设施合格率，蟑螂侵害率和媒介生物性传染病变化情况等。防控效果评估一般分为专业评估、自查评估和日常检查，其中专业评估更具权威性，一般由举办地属地的有害生物防控专家或者组织方邀请国内知名有害生物防控专家参与，并在评估完成后对所评估场所撰写评估报告。自查评估：可由PCO公司专业技术人员不定期对所服务区域进行巡查，及时掌握病媒生物危害情况，发现问题及时整改。日常检查由赛事活动组织方和场馆方进行，发现问题及时反馈，由PCO公司落实整改，并把整改结果上报备查。通过不同层次的现场评估，可以对PCO公司所提供的服务起到质控和督促的作用，这样就有效保证了重大赛事活动有害生物的防控效果，为重大赛事活动的顺利举办奠定坚实的基础。

　　有害生物防控不规范操作见图4-13。

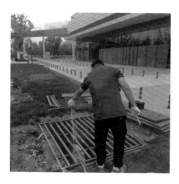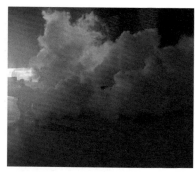

图4-13　有害生物防控不规范操作

　　在重大赛事活动结束后，需要及时开展整个赛事活动期间的有害生物防控总结评价工作。有害生物防控牵头单位召集PCO公司、街道办社区参与人员、赛事活动举办场地运营方以及相关专业人员就整个赛事活动期间有害生物防控工作所存在的问题进行分析讨论并提出建设性意见或建议，总结经验教训，为今后相关工作提供可靠的实战依据。

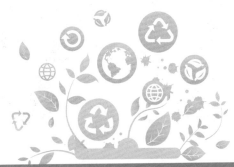

三、建筑工地的有害生物防控

改革开放以来，我国城市建设飞速发展，城市基础设施更是得到了跨越式发展，一座座高楼大厦如雨后春笋般拔地而起。近年来，建筑工地作为卫生城市创建的重要场所，其管理备受政府与施工方关注。有害生物防控在建筑工地综合管理中越来越重要，此项工作不到位既会影响工地居民的身心健康，也会给施工方带来极大的经济损失，如老鼠咬断了电缆电线或者在机箱内乱窜引起设备短路造成设备故障，从而影响工程正常进度甚至威胁工人的生命安全。

建筑工地内有害生物孳生地见图4-14。

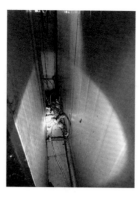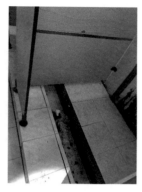

图4-14 建筑工地内有害生物孳生地

说到这儿，有些人不禁会问：建筑工地有害生物防制的重点究竟是什么呢？下面咱们共同来探讨一下。

重点场所主要有工地食堂，工地水池坑洼处、出入口车辆清洗处，工人集体宿舍，工地公共厕所，工地集中办公区等。重点防治的有害生物主要有老鼠、蚊子、蠓、苍蝇、蟑螂、臭虫和跳蚤等。工地食堂的人员及生活物资集中，尤其是后厨会源源不断地吸引老鼠、蟑螂和苍蝇前来"光顾"。针对这一点，一方面做好防护设施设备的安装和管理工作，将这些有害生物拒之门外；另一方面管理好食物和水源，食物不外放，吃剩的食物尽量放冰箱保存或者用玻璃罩罩住，撒在地上的食物及时清理，剩饭、剩菜密封加盖保存，且要做到日产日清，避免长时间存放。这样便可保证食品不受有害生物的污染，起到防病除害的作用。室内外地面要尽可能硬化，所有非必要的孔洞和缝隙都要用水泥抹平，防止鼠类隐藏和利用。厨房操作间的"三防"设施要求与餐饮场所等重点场所相同。室内可在隐蔽处布放捕鼠夹、捕鼠笼和粘鼠板等。室外在墙根、屋角、绿化带边角等鼠类经常活动的地方设置灭鼠毒饵站。常见的防蟑螂措施：室内外均要抹平堵塞墙壁、瓷砖、家具、台面上下的缝隙及孔洞，有效减少蟑螂躲藏场所；

将蟑螂屋、粘蟑纸放置于蟑螂经常活动的地点诱杀蟑螂；食堂用开水或蒸汽直接灌入可能隐藏蟑螂的缝隙和角落，烫杀其中的蟑螂和活卵鞘。常见的防蝇措施：室外垃圾桶要密闭加盖，做到垃圾日产日清；室内要安装"三防"设施，配备粘蝇纸、蝇拍；必要时配备背负式喷雾器等消杀蚊蝇的喷洒专用工具。

工地食堂内不规范或不健全的"三防"设施见图4-15。

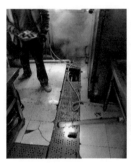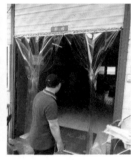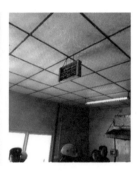

图4-15　工地食堂内不规范或不健全的"三防"设施

工地水池坑洼处、出入口车辆清洗处等积水多见，这些积水都是蚊虫孳生的重点环境。蚊子密度高会给建筑工人的身心带来较大的影响，比如影响工人的睡眠休息，有些有过敏体质的人被叮咬后会产生过敏反应甚至会产生病理反应，携带某些病毒的蚊子叮咬工人后有可能导致蚊媒传染病的暴发，给企业甚至社会造成极大的负担等。为了避免这些情况的发生，我们要提前着手蚊子的防治工作，其中最经济有效的方法就是清除孳生地，即治理各种水体，对有需要的小型积水及时更换，无用的小型水体直接倒掉，难以治理的中大型水体，有条件的可以投放些鱼类，无养鱼条件的水体采用微生物制剂进行蚊虫防治。常见的微生物制剂有昆虫生长调节剂、苏云金杆菌和球形芽孢杆菌。这类微生物制剂大多对人畜无害，对环境较友好，近年来被迅速推广使用。

工人集体宿舍和工地集中办公区为建筑工人及工地管理者工作和休息的场所，室内外有害生物防制的重点对象有老鼠、蚊子、蟑螂、臭虫和螨。其中，老鼠、蟑螂密度高的原因及防治措施与工地食堂基本一致，不再赘述。我们主要谈一下臭虫和螨的防治。

近些年建筑工地等场所臭虫侵害事件时有发生，建筑工地工人大多从事高强度体力劳动，住宿条件与饮食卫生条件较差，加之臭虫侵扰，饱受身体与精神的双重折磨，苦不堪言，不但降低了工作效率，有些症状严重的工人甚至接受了住院治疗，误工费加上医疗费，给工人们带来了较大的经济压力。另外，由于工地宿舍卫生状况普遍较差，房间内杂物堆积，且工地人员流动频繁，治理起来难度特别大，单一的防治很难完全杀灭室内的臭虫。目前，得到证实的最有效的办法为综合防治，即以环境治理为基础，物理防治和化学防治相结合的处置措施。具体的操作如下：

宿舍开展大扫除，整理各种衣物、被褥、餐饮具等生活用品。利用水泥对地板缝、墙缝进行填抹，采用胶带对床板、床架进行包裹，不留缝隙。拆解宿舍内的双层床，移到室外敲打、暴晒，衣物、床单等织物用开水烫洗，对不易烫洗的织物如被褥、毯子采用挂烫机进行彻底熨烫。在臭虫所侵害的房间，使用溴氰菊酯可湿性粉剂和高氟氯·吡虫啉悬浮剂对臭虫的栖息隐匿场所如床架、床板、家具、墙面缝隙、地板缝隙等进行滞留喷洒。另外，相关部门需加强宣传指导，对工地负责人及工人进行卫生宣传，改善宿舍内环境卫生，科普臭虫防治知识，制定相应的防虫防疫制度，定期开展臭虫等病媒生物危害巡查，遇到类似事件及时向疾病预防控制机构与PCO公司寻求专业的帮助等。

温带臭虫与热带臭虫雄虫见图4-16。臭虫叮咬症状见图4-17。臭虫藏匿地点见图4-18。

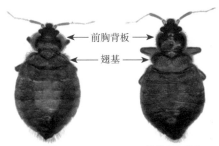

温带臭虫雄虫　　　　　　　热带臭虫雄虫

图4-16　温带臭虫与热带臭虫雄虫（王德森拍摄）

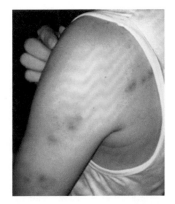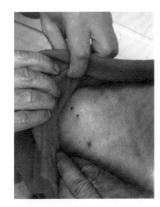

图4-17　臭虫叮咬症状

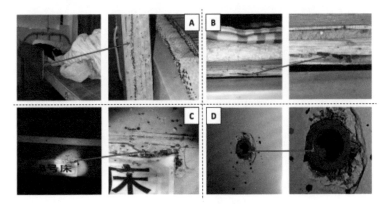

图4-18　臭虫藏匿地点

最后再谈谈蠓的防治。理论上讲比较简单，但实际操作起来难度还是特别大，因为蠓的孳生地治理难度太大了。有的蠓类成虫主要集中在畜禽类圈舍周围的草丛，幼虫主要集中于各类水体或水边泥土；有的孳生在较潮湿、松软的沙土地带，如江河两岸、荒漠高原等；有的孳生在绿化带灌木丛、水稻田等。由于我国幅员辽阔，适合蠓孳生的各类环境均存在，所以建筑工地或多或少都会受到蠓的袭扰。因此，我们必须结合建筑工地的实际情况采取综合措施，因地制宜地实施防治，以便取得理想的效果。主要防治方法有环境治理、物理防治和化学防治。清除周边的杂草，暴露地面，让阳光直接照射，堵塞树洞，排出无用的积水或者填平洼地水坑等；为避免蠓叮咬，可将紫外线诱蚊灯于黄昏时放置在草坪周围蠓较多的地方，开灯进行诱杀；涂抹化学驱避剂。

对于治理难度大的孳生地，尤其是中大型水体，可定期喷洒药剂进行蠓幼虫的杀灭，用超低容量喷雾器、热烟雾机等合理配以杀虫剂，对成虫有速杀作用且残效期较长。如果被蠓叮咬，我们可立即涂抹肥皂水以减轻皮肤的局部反应，也可以在被咬部位涂抹皮肤止痒剂等，效果明显，对蠓叮咬产生过敏反应的人需及时就医。

（刘朝发）

购物场所篇

日常生活中，农贸市场是与老百姓生活息息相关的、最具有人间烟火味道的地方。我们在开心的"买买买"过程中，购买的物品里是否附带一些具有潜在危害的"赠品"呢？这些"赠品"会是什么呢？接下来要向大家介绍购物场所中常见的有害生物蚊、蝇、鼠、蟑螂等。

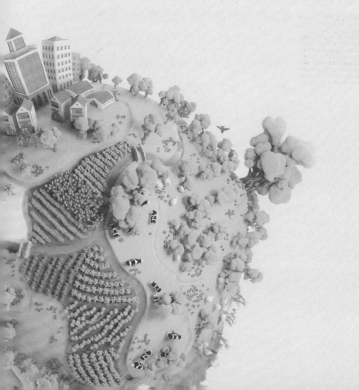

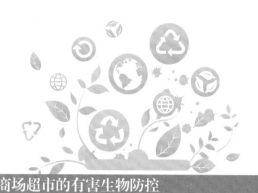

一、商场超市的有害生物防控

　　商场超市，简称商超，可以向消费者提供购物、餐饮、文化、休闲、娱乐等服务。这些地方往往客流密集，物品流通频繁且种类繁多，建筑结构也很复杂，这就为有害生物躲藏、隐蔽和孳生繁殖等提供了有利条件。通常，商超里一般都有熟食区、生鲜区、水果蔬菜区、糕点面包房、食品和原料库房、餐饮区、百货区、地下车库、厕所和外环境等。那么，这些地方主要有哪些常见的有害生物呢？我们应该怎样来防控呢？

　　首先，从治理商超的各种环境出发，对环境的基本要求是把地面硬化，另外，经常清理室内外环境中的垃圾、杂物，这样就可以减少鼠类打洞、筑巢等，也有利于做好清洁卫生。做好清洁卫生是很重要的，这是有害生物防治最基本的要求。对有积水的容器要及时清理，可以减少蚊虫的孳生，因为水是蚊虫繁殖必不可少的场所；临时收集、储存垃圾的容器不能有渗漏，要套垃圾袋，并配盖子密封，以免异味或污水溢出，垃圾也不能溢出存放的容器，应适时清除，防止有害生物侵入；垃圾桶应保持干净，及时做好清洁工作，必要时应对餐厨垃圾的存放容器进行消毒处理；设备、墙面也要保持清洁；管理好水源，不能有滴漏，保持室内地面干燥，以减少蟑螂的孳生；库房的货架和生鲜、水果、蔬菜等的货物展示柜台宜使用金属材质，以免被鼠类和蟑螂等啃食，并应离地离墙，保持整洁卫生；发现鼠类、蝇类和蟑螂等有害生物的尸体、排泄物等，应及时清理。

有害生物的防护设施也是必不可少的。凡是与外界相通的门窗、通风口、换气窗等都要安装风幕机、门帘、纱门、纱窗等防蚊蝇设施。风幕机的风幕应完整覆盖出入口，且到达地面的风速应达到7m/s以上，风应向外15°~30°角，才能充分起到阻隔苍蝇进入室内的作用。如果安装防蝇帘，防蝇帘应覆盖整个门框，底部距离地面的高度应小于2cm，相邻两条胶帘条要有重叠，重叠的部分不能少于2cm，应避免因防护设施安装或使用不规范使蚊蝇等昆虫从缝隙进入室内的情况出现。各种防护设施要定期进行维护更新，才能确保其长期有效。仓库、食品加工场所、餐饮区操作间的排风扇或者通风口要安装防蝇网罩。熟食区和糕点面包房等对苍蝇、老鼠和蟑螂等有害生物有很强的引诱力，由于食品安全相关法律法规对此类环境的要求较高，不能有蝇类存在，故食品制作、分装均宜在独立、封闭的专用间内操作，而包装好的成品可以放置于相对密闭的冷藏柜、防蝇柜、防蝇罩或密闭容器中，且应该在房间的入口处安装粘捕式灭蝇灯等灭蝇装置。灭蝇灯应垂直于墙面安装，不能悬挂在食品加工制作或储存区域的上方，以防止电击后的虫害碎屑掉落下来污染食品。灭蝇灯的数量可根据餐饮区的布局、面积等来确定。

超市的密闭冷藏柜和出入口安装的风幕机见图5-1。

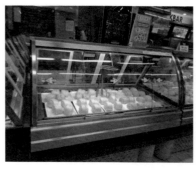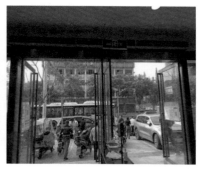

图5-1　超市的密闭冷藏柜和出入口安装的风幕机

　　餐饮区和商超的出入口，包含顾客通道、员工通道和安全通道等，以及食品储藏加工场所等的大门与地面的间隙和门缝（包括门与门、门与门框）应小于0.6cm，如果是木质的门，门和门框的底部要用金属材质包被，包被高度至少30cm。食品及原料库房和配电间是防鼠的重点区域，门口应加设挡鼠板，且挡鼠板的高度不低于60cm。在与外环境或者市政下水道相通的出水口处，应安装具有防鼠功能的竖箅子，竖箅子的缝隙应小于1cm，如果出水口没有竖箅子，在室内的排水沟上方应安装缝隙小于1cm的横箅子，且不能有破损，地漏也要加盖，以防鼠类进入室内。进入室内的供排水管道、煤气管道、空调管道、电缆桥架和其管道的外壁不能有破损，且接缝要严密，与墙面之间的孔洞和缝隙应封堵。没有封堵的孔洞，其间隙不能超过0.6cm。建筑物一楼的门窗，如厨房操作间内所有的门窗、排水口、排风扇、地漏、管线孔道以及厨房货物出入口，地下室通往其他楼层的各种管线孔道，各种管井井盖，垃圾暂存处的门窗、地漏等，都应有防止老鼠侵入的设施。

　　"三防"设施见图5-2。

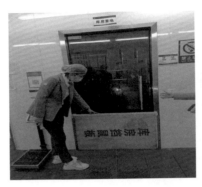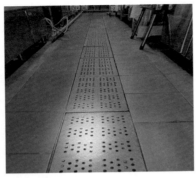

图5-2　"三防"设施

我们知道，凡是有人类活动的地方，就会有鼠类活动的踪迹，人类与鼠类的战争永远在路上。商超是鼠类经常活动的场所，应如何防控鼠害呢？

老鼠有着惊人的繁殖能力，要使其处于不足危害的水平，最好是在室内和室外同时开展防治工作。商超的外环境可以采用化学防治措施，如选用适口性好的抗凝血类灭鼠剂，布放灭鼠毒饵站进行控制。当然，灭鼠毒饵站不可以随意布放，其布放有一定标准和要求：毒饵不能直接裸投在地面上，应投放于毒饵站中，并标示编号、警示标识和联系方式等相关信息；灭鼠毒饵站应沿建筑物墙根等隐蔽位置固定布放，数量和间隔距离根据鼠类的危害程度而定，鼠患严重的区域可以适当增加灭鼠毒饵站的数量或者投放密度；应对灭鼠毒饵站进行定期检查并记录毒饵消耗或霉变情况，及时添加或更换，以保证有效性；如果在鼠洞里投放毒饵，投放后应及时对其进行封堵，如被掘开，应双倍补投，直至不被掘开为止；对于环境太潮湿的下水道，宜选用不易发霉的蜡块毒饵，尽量在下水道底部靠近井底地面或水面并贴壁悬挂，并定期检查更换；强/弱电间根据环境条件以合适方式投放抗凝血类灭鼠剂；在室外建筑物墙根、园林绿化景观区、货物转运和垃圾暂存区等场所的隐蔽之处，在厨房与室外相通的出入口的外部，沿墙根或其他隐蔽处，可放置有警示标识的灭鼠毒饵站；在监控室、电控间、暖通控制室、水泵房、电梯管井、设备层和地下室等场所，根据鼠密度适量布放带有警示标识的灭鼠毒饵站，并定期做好巡视检查，及时补填或更换毒饵。室内营业场所、办公区域、库房等宜使用捕鼠笼、粘鼠板、机械式捕鼠器等物理方式灭鼠；捕鼠器械应布放在鼠道或鼠类经常活动的场所，每日检查，及时处理所捕获的鼠类并检查捕鼠器械是否完好。整体建筑包括餐饮区、超市和库房出入口内部两侧沿墙根布放粘鼠板，外加防尘罩，粘鼠板放置区域容易受潮时需外加防水垫。

需要注意的是，商超、餐饮服务区内，尤其是食品制作或者售卖区域不得使用灭鼠剂进行灭鼠，禁止裸投毒饵。

超市里裸投的毒饵见图5-3。用粘鼠板防治鼠类见图5-4。

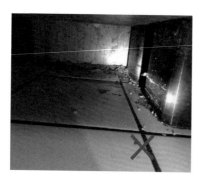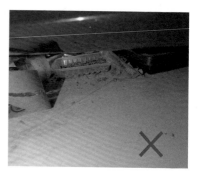

图5-3　超市里裸投的毒饵

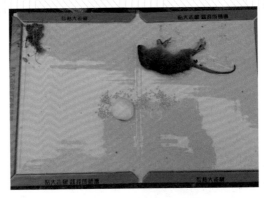

图5-4 用粘鼠板防治鼠类

对于使用粘鼠板、捕鼠笼等物理方法捕获的活鼠，以及使用灭鼠剂杀死后的鼠尸，在收集处理之前，我们最好戴上手套，先使用杀虫剂对鼠体及其周围进行喷洒，将鼠体身上的跳蚤、螨虫等寄生虫灭杀后再对其进行焚烧或深埋等无害化处理，以防被鼠身上的寄生虫叮咬。

蟑螂也是商超里的常客。那么对于"无孔不入"的蟑螂，我们应该怎样来防控呢？

可在商超的餐饮区和超市的食品加工销售区、水果蔬菜销售区使用粘蟑纸诱捕蟑螂。如果要采取化学防治措施，我们可以在墙面、柜台下方等处不易触摸到的缝隙里，根据"少量、多点、面广"的原则使用杀蟑胶饵布放投饵。使用胶饵时应避免污染食品、食品接触面及包装材料。超市的办公区域、收银台、非食品加工销售区、电子秤、消防箱、寄存柜、配电房、空调机房、电气设备等处可根据环境特点使用胶饵、颗粒毒饵等进行化学防治。库房采取化学防治措施杀蟑螂时，必须确保食品安全，对蟑螂出没的墙面、地面等处进行滞留喷洒，同时辅以胶饵、粘蟑纸等方式进行持效性地灭蟑。下水道、地沟等处的蟑螂，可在无人上班期间采用热烟雾处理，处理时采取临时封闭措施，避免污染餐饮场所等室内环境。库房在收取货物时，应检查运输工具和货物包装是否有蟑螂尸体、粪便、卵鞘等，一经发现，要及时清除，并查找和消除其来源，防止蟑螂入侵。

商超里的卫生死角、蟑螂尸体见图5-5。

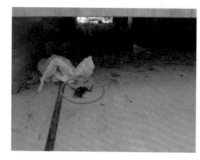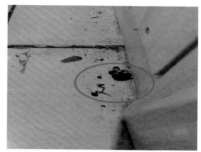

图5-5　商超里的卫生死角、蟑螂尸体

在温暖的季节里，苍蝇也常常是商超里的不速之客，那么该采取哪些方法来防控呢？

对于外环境的绿化地、垃圾收集点等重点区域周边可设置捕蝇笼进行诱捕，对布放的捕蝇笼要做好日常管理，如定期更换诱饵和破损的捕蝇笼，经常清理诱捕到的苍蝇。如果外环境苍蝇数量较多，密度较高，可以采取化学防治措施控制苍蝇，比如在超市出入口周围墙壁、垃圾收集点、绿化带等处进行空间喷雾或滞留喷洒，以快速减少苍蝇数量，降低苍蝇密度。但是在餐饮店后厨和就餐区、超市熟食制作区和售卖区只能采取物理方法灭蝇，如安装粘捕式灭蝇灯，其余区域可安装电击式灭蝇灯。灭蝇灯要垂直于墙面安装，并定期清理，不得悬挂在食品加工制作及储存区域的上方。商超室内苍蝇较多时，如果采取化学防治措施控制苍蝇，要确保食品和人员安全。垃圾成分复杂，是苍蝇最常见的孳生场所，应做到日产日清，在商超的垃圾暂存处和卫生间，均应安装灭蚊蝇灯。

绿化带捕蝇笼防治苍蝇见图5-6。

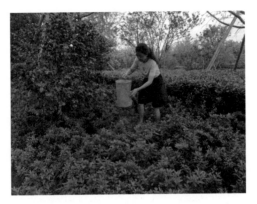

图5-6　绿化带捕蝇笼防治苍蝇

到了夏季，无论我们多么不喜欢，甚至憎恶，但"它们"总要时不时派送几个，甚至满身的"大红包"。如此执着地派送"大红包"的"它们"是何方神圣呢？"它们"就是长有细长口器的蚊子！

蚊子，小身材、大破坏，实际上它们可是比世界上最凶猛的动物还要可怕的生物。当然，不是所有的蚊子都会给你"大红包"，给你派发"大红包"的是雌蚊，雄性的蚊子是不会叮咬吸血的，它们一般以吸食植物的汁液或者露水为生。为了繁殖后代，雌蚊需要叮咬吸血来获得其卵巢发育所需要的营养物质，因此雌蚊会将疟疾、乙脑、登革热等很多蚊媒传染病的病原体通过叮咬吸血传播给人类，从而对人类健康带来极大的危害。

另外，由于蚊虫的孳生离不开水，蚊类的一生除了成蚊，蚊卵、幼虫、蛹均在水中生活，所以对付它们最好的办法就是管理好它们赖以生存的孳生物——水。我们应该及时清理室外杂物，清除垃圾，修剪绿植，清除室外废弃的盆、桶、瓶、罐、轮胎等积水容器，清除叶腋、竹筒和树洞等处的积水。对于室内外难以清除的积水，如雨水井、排水沟、集水井、电梯井等处的积水，可投放灭蚊蚴缓释剂，并定期检查。在蚊虫活动的高峰季节，超市出入口周围墙壁、地下车库集水井周围墙壁、楼梯道墙壁等处可定期进行滞留喷洒杀灭成蚊。外环境蚊虫密度较高时，在确保食品和人员安全的前提下，可采取化学防治措施如空间喷雾法来控制成蚊。静置类的景观水体中宜放养鱼类以防止蚊虫孳生，对于种植的水培植物及其小型容器用水，宜每周更换一次水，并对水培植物的根茎和容器壁进行洗刷，从而减少蚊虫的孳生。对于蚊虫的控制，简单地概括为一句话：管好"有用"的水，清除"无用"的水。这样便可以从根本上减少蚊虫的孳生。

蚊虫孳生地见图5-7。

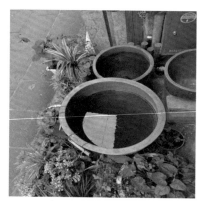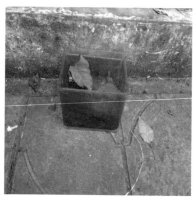

图5-7　蚊虫孳生地

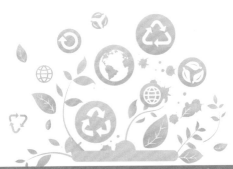

二、农贸市场的有害生物防控

　　说到农贸市场，大家有什么印象呢？人声鼎沸，嘈杂，脏、乱、差，人间烟火……没错，农贸市场由于建筑结构简单、粗糙，销售的农副产品种类繁多，往往都是集速冻食品、熟食、现炒现卖等为一体的综合性经营场所。农贸市场内货物品种繁多杂乱，吃的、用的一应俱全，货架、橱、柜、摊位拥挤，各类物品运输频繁、出入量大，蟑螂等有害生物极易通过货物的进出而被带进带出；同时农贸市场里还有众多的冰柜、冰箱、炉灶等设备，由于摊主一般都是小商小贩，卫生意识差，这就为蟑螂、苍蝇和鼠类的孳生繁殖创造了有利的条件。现炒现卖食品、生鲜肉类、豆制品、干货、家禽、水果、米面油等，这些对蟑螂、苍蝇、老鼠等有害生物来说，都是美味佳肴，自然农贸市场就会成为它们经常活动的场所。那么，对于农贸市场的这些"常客"，应该怎么来防控呢？

　　由于农贸市场里具有丰富的食物、水以及众多的缝隙等隐藏活动空间，蟑螂的侵害程度是相当严重的。其侵害的重点部位有哪些呢？饮食店以及肉类、豆制品、熟食、干货、家禽、水果和米面摊位等的柜台、木制货架、木柜内，收银柜以及各种电器设施等周围的空隙角落，是防控蟑螂的重点部位。

那我们可以采取哪些措施呢？首先，要及时修换破损的各类台面或者柜面，用水泥、硅胶等堵塞一切缝隙；要做好宣传及健康教育，提高摊主的卫生意识，规范各摊位货物的堆放，保持农贸市场整洁有序；及时清理各种包装容器、杂物，不留卫生死角；进出货物时检查货物有无携带蟑螂等，防止带进带出。其次，可以使用蟑螂灭杀药物对缝隙进行喷洒，尤其是侵害严重的摊点等重点场所；也可以使用毒饵、水剂或者糊剂，对蟑螂进行毒杀；在不易触摸到的墙面、柜台下方等处的缝隙里，可以使用杀蟑胶饵，根据"少量、多点、面广"的原则进行布放投饵。使用胶饵时应避免污染食品、食品接触面及包装材料。对于缝隙较小、货物较多的密闭场所或者下水道可以采用熏杀或者热烟雾剂来处理。鲜肉及水产品区域的案板和不方便使用杀虫剂的缝隙可以使用开水浇烫并封堵缝隙的方法来处理。

俗话说，"老鼠过街，人人喊打"。可见老鼠对人们造成的危害很大。老鼠不仅能传播疾病给人类，还给人类造成巨大的经济损失，如损坏电路引发火灾、偷吃粮食造成粮食损失等。在农贸市场这样一个日聚夜散、货物堆放杂乱的环境中，老鼠的活动是很活跃的，有哪些对付它们的措施呢？

我们要知道老鼠赖以生存的基本条件：一是有能居住的场所，二是有足以维持生活的食源和水源。恰巧农贸市场食源和水源都丰富，地下管网纵横，各类物品常常杂乱堆积，为老鼠的隐藏提供了十分有利的条件。我们应该尽可能硬化地面，及时清理无用的杂物，保持环境整洁，不给老鼠留下可打洞、隐藏的空间。地下管网的防鼠设施要完好无损：管道结构严密，没有缝隙和裂口，在下水道的所有进出口都安装网眼小于1cm×1cm的金属网罩或间隔小于1cm的铁栅，对破损的下水道要尽快进行维护修缮。摊位合理布局，各摊位要管理好食品和垃圾，应有加盖密闭的垃圾桶，垃圾密闭储运，不能"爆桶"，及时清运，随时做好摊位及周边的清洁卫生，不留卫生死角，以断绝鼠类的水源和食源。对活鱼等水产宰杀点，内脏及其他下脚料要密封存放，日产日清。熟食制品间及食品销售屋要有完善的防鼠设施，应采取捕鼠夹、粘鼠板等器械进行灭鼠，粘鼠板应放在鼠类经常活动的道路上或洞口边，严禁投放灭鼠剂。干料农产品区、水果蔬菜区、市场出入口及外围、厕所周边、垃圾中转站内外等有鼠类活动的区域，必须设置适当数量、安全有效的灭鼠毒饵站，发现中毒及身亡的老鼠应及时清除，并做好鼠尸的无害化处理。灭鼠时严禁使用急性灭鼠剂，毒饵盒应有明显的警示标识，毒饵盒应沿建筑物周边每15m内放置一个，毒饵盒内的毒饵应定期检查更换。下水道、地沟灭鼠应采用不易霉变的蜡块作为毒饵。

裸投毒饵见图5-8。

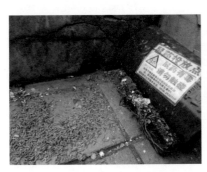 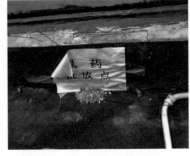

图5-8　裸投毒饵

苍蝇作为农贸市场密度较高的有害生物之一，无疑给农贸市场的顾客和摊主带来了许多烦恼。农贸市场食物丰富、卫生较差、垃圾种类繁多且产量大，有利于苍蝇孳生。对于农贸市场这类特殊的场所，怎样来防控恼人的苍蝇呢？

农贸市场要按区域划行规市，把蔬菜、水果、糕点、粮油、水产、活禽等规整集中到同一区域，各摊位严禁堆放杂物，保持市场整洁，及时清理杂物，保持清洁卫生。农贸市场内的地沟、阴井、下水道等要定期清掏、冲洗，保持畅通，防止污水外溢及苍蝇孳生。活禽应集中加工、保鲜出售，活鱼集中在市场一角宰杀。鲜肉、活鱼、水产的摊位应设有完善的上下水设施，摊主可以随时冲刷清洗摊点，杀鱼产生的鱼鳞、内脏等下脚料要浸泡在水里，集中处理。市场内每个摊位要备有加盖的垃圾容器，将垃圾密闭存放、及时清运。对于有独立房间售卖食品的商家，室内可以规范安装电子灭蝇灯。出售直接入口的食品（如熟食、酱菜、糕点等）的摊位要有玻璃窗、纱窗或纱罩、冷藏柜等防蝇设施，防止蝇类接触食物。每个摊位可以使用蝇拍，见蝇就打，也可以使用粘蝇纸、毒蝇绳等来灭蝇，但要特别注意，禁止经营食品的摊位喷洒杀虫剂。农贸市场的垃圾中转房应安装灭蝇灯，垃圾要日产日清，地面要平整，应不定期进行冲洗，不能有积存的污水或污垢。市场内的公共厕所容易引诱苍蝇，应安装纱门、纱窗、灭蚊蝇灯等防、灭蝇设施。在农贸市场外的绿地、垃圾房周边也可以设置捕蝇笼，间隔10~20m安放一个。捕蝇笼要管理得当，诱饵要定期更换（至少7天更换一次），也可以使用颗粒或液体灭蝇毒饵，但须贴警示标识。需要注意：灭蝇灯应安装在2m高或人不可触及的地方，且不应在食品加工操作台上方安装电击式灭蝇灯，灭蝇灯（包括灯管）需保持清洁，每年更换。垃圾箱、厕所等局部蝇密度较高时，可采用喷洒杀虫剂的方式处理，迅速降低苍蝇密度。

蝇类孳生地见图5-9。不规范的垃圾房和干净整洁的垃圾收集容器见图5-10。正确和错误的"三防"设施见图5-11。

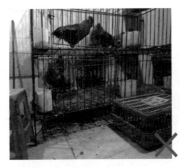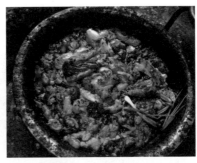

图5-9　蝇类孳生地

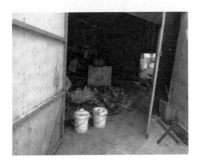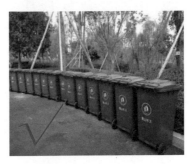

图5-10　不规范的垃圾房和干净整洁的垃圾收集容器

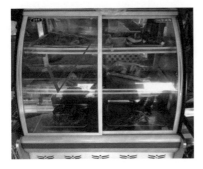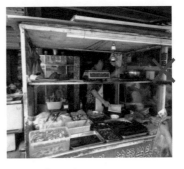

图5-11　正确和错误的"三防"设施

蚊虫也是农贸市场内需要重点防控的有害生物之一。在蚊虫孳生的季节，要保持下水道畅通，及时清除积水以及清理市场内存放的小型积水容器。

蚊虫孳生地见图5-12。

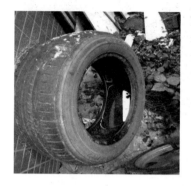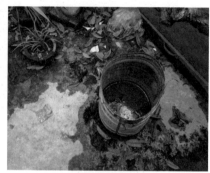

图5-12　蚊虫孳生地

无论我们是在环境舒适的商超里还是在具有人间烟火味的农贸市场内采购物品，我们将物品带回家之前一定要仔细检查，看看里面是否夹带有蚊、蝇、蟑螂等有害生物，以免它们在自己家里"安营扎寨"，造成侵害。这是必不可少的一道程序！

（李观翠）

交通设施篇

　　在日常生活中，大家很容易注意到人居环境周边或者野外环境中的蚊虫、老鼠、苍蝇、蟑螂等有害生物，但我们乘坐交通工具出行或者经停交通枢纽中转途中却容易忽视这些有害生物的存在，从而被它们"乘虚而入"。这些有害生物就是通过飞机、船舶、火车等各类交通工具输入我国境内的。其输入不仅会影响国内的生态平衡，而且会带来疾病的传播，危害人民健康。下面让我们来认识常见交通枢纽和交通工具中的有害生物以及相关防护知识，提高自我保护能力。

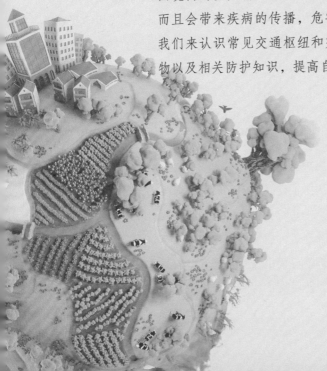

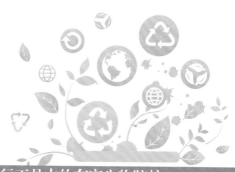

一、飞行工具中的有害生物防控

　　随着我国经济的不断发展，人民生活日益富足，乘坐飞机已不再是一种奢侈的出行方式，乘坐飞机出行日益普及。但飞机给我们带来便利的同时，也带来了麻烦。一些和我们相距遥远的有害生物能轻易来到我们身边，同时也将它们携带的病原体带给我们，造成疾病的传播流行。

　　一旦选择乘坐飞机出行，和我们接触概率最高且最有可能传播疾病的有害生物就是蚊虫。首先，在我们进入候机大厅时，就可能已经被蚊虫盯上了。在机场周边存在着一些绿化植物和小型水体，这些绿植和水体给蚊虫提供了良好的生存环境。当我们出入机场或货物通过运输往返机场时，一些蚊虫可能会随着这些活动被带到机场，这里存在适合它们生存的地点，它们会在这些地点中存活下来，当人们出入这些地点时，它们就寻找机会叮咬吸血。如果这些叮咬我们的蚊虫恰巧携带了病原体，还可能让我们患上相关传染病。其次，在我们登机时也为蚊虫的袭扰提供了良好的机会。一般而言，飞机都是停落在室外的停机坪。当我们登机时，机舱门会保持开启状态，在飞机周边的蚊虫可能会在此时随着人群登机进入机舱内"潜伏"起来，而机舱内的空间相对狭窄，我们在登机后的活动会受到很大影响，特别是在飞机起飞后活动限制更加明显，这就给"潜伏"下来的蚊虫提供了很好的机会，它们能够轻而易举地叮咬我们、吸食血液，并且我们还很难反击，只能眼巴巴地看着这些"潜伏者"来回穿梭，不堪其扰！

机舱内吸饱血的蚊子见图6-1。

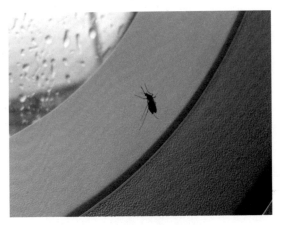

图6-1　机舱内吸饱血的蚊子

所以，我们在搭乘飞机时最好穿长衣长裤，减少皮肤暴露，若是在蚊虫较多的热带地区乘机，可提前在衣裤上喷洒适量的化学驱避剂。还需注意，如果我们准备前往非洲等虫媒传染病流行地区，可提前接种相关疫苗，提高自身抗病能力，避免感染相关虫媒传染病。

二、轨道交通中的有害生物防控

　　轨道交通通俗一点说，就是运行在铁轨上的交通，既包括城市与城市之间往来的高铁、货运列车等铁路运输交通，也包含城市内的地铁和有轨电车等城市轨道交通。在所有轨道交通中，与我们出行关系最为密切的是高速列车和地铁。中国高速列车从20世纪90年代开始发展，目前在速度和舒适度上都有了巨大的提升，并且运行非常平稳，安全舒适，已成为人们跨城市出行的热门交通工具之一。现在的高速列车采用全封闭式车厢，在行驶过程中安静舒适，能避免外界的有害生物侵入。但我们在乘坐时也需要注意如下几点：

　　首先，列车停靠的站台一般是开放式站台，周边存在一些绿化区域，适合蚊子、苍蝇、老鼠等有害生物生存。当我们出入站台时可能会产生一些生活垃圾，这些生活垃圾不仅为站台附近的老鼠、苍蝇提供食物，使其能在站台附近长期生存，而且可能吸引站台周边环境中的其他有害生物向站台聚集。

铁路上散落的垃圾（易吸引有害生物）见图6-2。

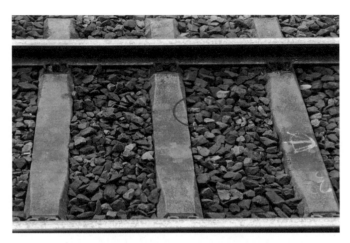

图6-2　铁路上散落的垃圾（易吸引有害生物）

　　当列车停靠在站台时，车厢门打开，受到乘客及车厢内食物的引诱，站台附近的蚊子、苍蝇、老鼠等有害生物就会趁机侵入车厢内"潜伏"下来。当列车驶离站台时，我们会回到座位，减少活动。这时，这些"潜伏者"就会伺机而动，叮咬乘客或是盗食摆放在座位上的食物，对乘客造成骚扰。所以，乘坐高速列车出行时最好也穿长衣长裤，减少皮肤暴露，降低蚊虫叮咬的概率。列车行驶期间，在车厢内饮食时需注意观察周边有无苍蝇飞舞，避免其触碰食物，未食用完的食物要及时封存，不能随意摆放在桌上，如有食物残渣散落在座位附近要及时清理，避免引来车厢内其余区域的苍蝇骚扰乘客。

　　开放式站台候车（易被有害生物侵入）见图6-3。

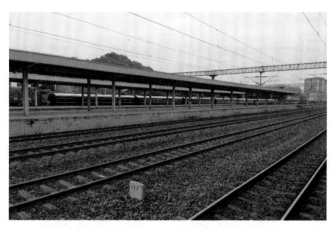

图6-3 开放式站台候车（易被有害生物侵入）

当我们到达目的地城市后，如果需要在市区内进行短距离中转，我们就会想到乘地铁。随着城市轨道交通的不断发展，地铁已经覆盖城市大部分区域，并且能与各大交通枢纽无缝衔接，换乘极为方便，其准点率高，车厢环境干净舒适，特别是在夏日地铁还能避开烈日和骤雨。地铁已成为我们出行时区间换乘的首选交通工具。虽然地铁给我们的出行带来了极大的便利，但出行时仍需要注意对有害生物的防护。一般情况下，地铁站附近人员流动频繁，会产生较多的生活垃圾，这些生活垃圾可能会为老鼠、蟑螂、苍蝇等有害生物提供孳生环境。运营时地铁口长期保持开放状态，就给有害生物提供了进入的机会，加之地铁在夜间也会长时间运营，地铁口明亮的灯光会吸引来一些趋光类的昆虫，这些昆虫可能在我们进出地铁站时造成袭扰。

长期敞开的地铁口（易被有害生物侵入）见图6-4。

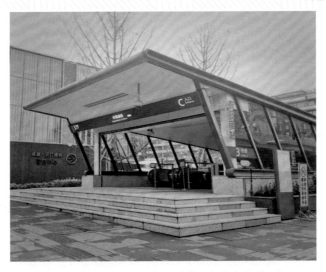

图6-4 长期敞开的地铁口（易被有害生物侵入）

所以，当我们换乘地铁或者在地铁站附近活动时，应避开生活垃圾较多的区域，这样能降低接触这些区域内有害生物的概率，以免蟑螂和苍蝇等附着在衣裤或行李内被携带回家。在夏、秋季节昆虫活动较为频繁，并且温度高使人们比较容易出汗，这些汗液容易吸引一些昆虫，当我们出入地铁时很容易遭受这些昆虫的袭扰。所以大家在乘地铁时也应穿长衣长裤，并可在衣裤上喷洒适量的化学趋避剂，快速通过地铁站口，减少停留时间，这样就能有效减少有害生物的袭扰。

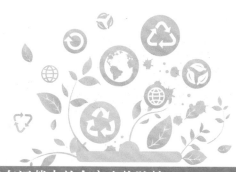

三、汽车运载中的有害生物防控

汽车是我们常用的交通工具之一。中国汽车工业协会发布的2020年数据显示，随着人民生活水平逐渐提高，我国汽车销量已连续十二年蝉联全球首位，创下历史新高。

私家车在我国汽车保有量中占比极大，驾驶私家车出行不仅非常舒适，而且能携带大量随身物品，为我们提供了诸多方便。

但凡事都有两面性。私家车给我们带来便捷的同时也可能带来一些麻烦。一般私家车停放在小区地面车位或者地下车库之中，而这些环境中可能存在很多有害生物，比如车库的排水沟就可能有大量的蚊虫孳生，小区地面的下水道可能存在蟑螂，绿化带和垃圾房则可能存在老鼠和苍蝇等。这些有害生物在我们上下车或者搬运行李时就可能趁机潜入车内，然后在行驶途中对我们造成袭扰或是通过我们的旅程被运送到目的地后扎根下来，开启新的生活。同理，这些有害生物也可能被从其他地方带回家中，影响我们的生活。

所以，当我们驾驶私家车出行时做到以下几点可减少有害生物的袭扰。

（1）应减少车门的敞开时间，无人上下车辆时车门保持关闭状态，打开车门上车前观察周围是否有苍蝇和蚊虫飞舞，如发现有苍蝇、蚊虫"尾随"，可用手驱赶后迅速上车并及时关闭车门。

（2）搬运物品上车前仔细检查物品内外是否有蟑螂或者苍蝇附着，避免将这些有害生物带入车辆。

（3）行驶途中若发现车辆内已经有蚊子或苍蝇潜入，可打开车窗用手驱赶使其飞离。

（4）驶入公园、森林等植被较为茂密的区域时，应注意关闭车窗或安装车窗防蚊网，避免蚊虫飞入。

潜伏在汽车座椅后的苍蝇见图6-5。

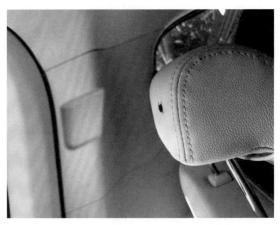

图6-5　潜伏在汽车座椅后的苍蝇

公交车、长途客车、出租车等具有公共属性的载客汽车，其乘客来自天南海北，这些乘客会携带大大小小的行李，而老鼠、蟑螂等有害生物就可能随着这些行李被带入车辆，伴随着频繁的人员流动，被带入车辆中的有害生物就可能被我们不知不觉带回家中。同时，长途车站和公交站台也是人员聚集区域，这些地方也会产生很多生活垃圾，容易吸引老鼠、苍蝇等前来取食。

所以，当我们在车站候车饮食时，应选取卫生整洁的环境，降低接触到苍蝇、蟑螂、老鼠的概率，未吃完的食物及时封存，避免遭到苍蝇等有害生物的污染。进入车辆后注意检查座位缝隙处是否藏有蟑螂、臭虫等，避免这些有害生物对我们造成伤害。当我们离开车辆时需要注意检查行李内是否有老鼠、蟑螂等藏匿，避免这些有害生物随行李被带回家中。

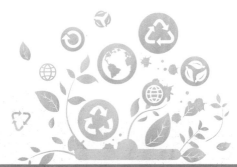

四、水上运输中的有害生物防控

　　水上运输主要包括内河运输和海洋运输。在18世纪，水上运输因投资少、成本低、货运量大、占地少等优点在交通运输业中占主要地位，但随着交通运输业的不断发展，水上运输逐渐被公路运输和铁路运输取代，特别在客运方面，水上运输占比极低。现在我们接触较多的水上运输以渡船和游轮等为主。虽然水上运输在整个交通运输中占比不高，但水上运输的特殊地域性使其成为非常容易被有害生物入侵的一种交通方式。

　　众所周知，在水源地附近一般都生存着许许多多的生物，这些生物包含我们所说的有害生物。比如蚊子的幼虫就生活在水中，经过4次蜕皮变成蛹，最终羽化为成蚊才脱离水体；蠓，也就是我们常说的"墨墨蚊"，生活史与蚊子类似；水对很多野栖鼠也是不可或缺的，它们经常在水源地附近活动或者筑巢等。这些有害生物都必须依赖水而生存，有水的地方就可能发现它们的身影。船舶依托江河而行，停船码头也倚靠江河而建，大大增加了接触有害生物的概率。

适宜蚊虫、蠓孳生的沿河浅滩见图6-6。

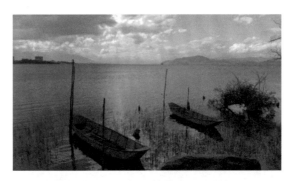

图6-6　适宜蚊虫、蠓孳生的沿河浅滩

现在一些城市内河还在使用渡船这种交通工具，主要为我们横跨江河提供帮助。渡船停靠的渡口一般建在水流平缓、水深适当、坡岸稳定的地点，这些地点周边的浅滩、坑洼等环境很适宜蚊子、蠓等有害生物孳生。而且伴随着人类活动，渡口附近可能会产生很多垃圾，也可能造成老鼠和苍蝇孳生。在夏秋时节，当我们来到渡口等待搭乘渡船时，非常容易受到周围环境中蚊子和蠓的攻击，所以前往渡口、码头这类靠近水源的地点应尽量穿长衣长裤，并可在衣裤上喷洒适量化学驱避剂，这样能有效避免蚊子和蠓等有害生物的叮咬。此外，搭乘渡船时还应尽量减少现场饮食行为，避免食物引来周围环境中的苍蝇而造成食物污染。

游轮作为一种较为特殊的交通工具，能给乘坐者带来一种不同寻常的体验，在出行游玩时深受大众欢迎。和搭乘渡船一样，在我们前往码头搭乘游轮时也需要做好防蚊子、蠓等有害生物叮咬的措施，如穿长衣长裤和涂抹化学驱避剂。和搭乘渡船不同，乘坐游轮一般耗时较长，乘坐者大部分时间都待在船上沿着河流行驶，所以我们还应注意在游轮上的有害生物。一般来说，游轮能为乘坐者提供饮食服务，所以船上会储存大量的食物，同时伴随着乘坐者的活动也会产生较多生活垃圾，这些储存的食物和产生的生活垃圾给船上的有害生物提供了充足的食物来源，让它们得以在船上生存繁殖（图6-7）。

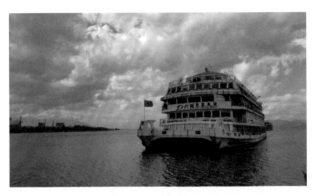

图6-7　有害生物可能藏匿在游轮之中

蚊子、苍蝇、蠓等虽然能潜入船舱对我们造成骚扰，但由于船上适宜这几类有害生物孳生的环境较少，潜入的蚊子、苍蝇、蠓等持续存活和繁殖的机会较少，所以它们的影响主要是在登船初期，随着船舶的行驶，部分蚊虫、苍蝇、蠓等被行船产生的风吹离，余下的部分最终会因缺少适宜的生存环境而自然死亡或被灭杀。老鼠和蟑螂则不同，它们能在甲板缝隙、管道间隙等较为隐蔽的环境中藏匿、生存和繁殖，难以被彻底杀灭。这两类有害生物能在船上长期存活，所以它们可能持续骚扰人们，造成疾病传播和生活品质下降，危害人们的身心健康，是人们乘船出行时需要重点防控的对象。

当我们乘坐游轮出行时做到以下几点可减少鼠、蟑的袭扰。

（1）当我们在船舱内饮食时，应尽量远离垃圾桶，寻找干净整洁的环境就座，并注意观察桌椅缝隙是否有蟑螂藏匿。

（2）客舱门和窗户在无人时保持关闭状态，避免鼠、蟑从门窗侵入。

（3）减少在客舱内的饮食行为，若确实需要饮食，应注意不要将食物残渣散落在地，未吃完的食物及时密闭封存，避免食物吸引来周边环境中的鼠、蟑。

总之，大家出行时一定要做好自身防护，因为不管我们选择乘坐飞机、高铁还是汽车、轮船，都有可能受到有害生物的袭扰。我们只有通过学习常见交通工具中的有害生物以及相关防护知识，提高自我保护能力，才能有效减少它们对我们造成的危害和骚扰，实现安全愉悦地出行。

（余技钢）

学习工作和医疗养老篇

　　人的一生会经历很多阶段，每个阶段都有宝贵的经历和回忆，从丰富多彩的幼儿园到书声琅琅的学校，从忙忙碌碌的写字楼到安逸舒适的养老院，还有大多数人不可避免因生病而去的医院。当你身处这些环境中时，是否担心感染上有害生物传播的疾病呢？要知道，虫媒传染病主要通过媒介昆虫从动物（人）传到人，而媒介昆虫因为活动范围较大可致感染人数增多，在人员密集的场所感染的可能性加大。但是我们不用过于害怕，正确科学地开展有害生物的预防和控制工作是避免人群被骚扰、切断传播和消除相关传染病的重要手段和有效措施。

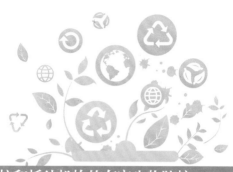

一、学校和托幼机构的有害生物防控

　　学校和托幼机构等场所是很多儿童、青少年学习和住宿的地方。幼儿、中小学生处于生长发育的关键时期，免疫功能尚不完善，是多种疾病特别是传染病的易感人群。学校具有病媒生物繁殖、扩散所需的环境条件，是媒介传染病发生和快速扩散的重点场所。科学做好学校和托幼机构的病媒生物防制工作，可以有效防控病媒生物及媒介传染病的发生、传播和扩散，特别是对一些尚无有效疫苗控制的媒介传染病有着非常重要的意义。

　　学校健康教育是全民健康教育的重要组成部分，是提高全民族身体素质的有效途径。尤其是中小学可以针对不同年龄段的学生，开展生动有趣、参与互动性强的科普宣传，有条件的也可以到病媒生物博物馆参观学习，近距离观察蚊虫、苍蝇、老鼠、蟑螂、蜱虫等有害生物的形态，了解它们的孳生地和传播的疾病类型等。将病媒生物综合管理知识融入实践课程、健康课程、生物学课程等，不仅丰富了学生的学习内容，使其了解媒介传染病的方式及其防治措施，普及病媒生物控制、讲卫生、预防传染病等的重要性，而且对中小学生这个易感人群防范媒介传染病的发生有积极的意义。

学校有两个非常好的时期来做环境治理，那就是寒假和暑假。一般学校会在开学前做一次大清扫，这也是控制病媒生物最经济可行而且环保的做法，比如清理积水、垃圾、堆积物，因为这些正好是蚊虫、苍蝇、蟑螂和老鼠喜欢的地方。一些学校和托幼机构会使用轮胎来做校园装饰（7-1），轮胎内部凹槽中的积水是蚊虫喜欢产卵的地方，这个积水也要定期清理，以消除蚊虫孳生地。垃圾里面腐烂的水果、残枝树叶等，是苍蝇、老鼠和蟑螂喜爱的食物，清洁、整顿校园环境，垃圾要日产日清，不给鼠、蟑、蝇等有害生物取食的机会。一些教室、教职工办公室、宿舍、食堂、实验室等场所有堆积的闲置未动的杂物，这些杂物堆里最容易藏老鼠，还会孳生螨虫、蛀虫等。我们必须通过环境改造来破坏或清理蚊、蝇、鼠、蟑的孳生地。

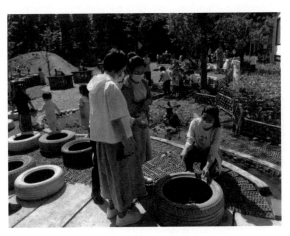

图7-1 幼儿园中易积水孳生蚊虫的轮胎

建筑雨水下泄排水系统无堵塞、无积水。地面排水管道通畅，盖板无缺损，地表无积水。尽量做到垃圾日产日清，放置在外环境的垃圾桶或垃圾箱务必加盖。餐厨垃圾对于有害生物来说简直是无法抵挡的诱惑，所以要把餐厨垃圾盖起来或及时清除，隔绝孳生环境。

下面，我们看看怎么阻止有害生物进入。

学校实验室有很多仪器设备，图书馆有大量的图书、刊物。这些地方一旦进入老鼠，不仅清理起来困难，造成的经济损失也是不可估量的。联通外部的门窗一定要没有破损且可以紧密关闭，空调的管道洞使用胶泥密封。在放学后、实验完毕后一定记得关好门窗，不让老鼠有可乘之机。教师办公室、教室和实验室的课桌椅、设备应有序摆放，周围留出空间便于通风、清洁和检查。靠墙的固定设备，如果中间留有缝隙，最好将侧边进行密封，因为这样的小缝隙可能成为蟑螂的"家"。室内的物品尽量隔墙离地、有序堆放，并且要定期清理仓储区域，保持整洁。

食堂、餐厅如果被老鼠、苍蝇、蟑螂这些有害生物侵入并污染食物，就有可能传播肠道传染病造成严重的集体腹泻、中毒事件。食堂、餐厅对于这些有害生物来说，简直是美食天堂。大家都知道，老鼠喜欢啃咬东西，不仅仅是为了吃东西，更重要的是磨牙。鼠的门牙是会不断生长的，如果不通过啃咬东西来磨牙，门牙越来越长就会影响进食。所以与外界联通的门如果是木质的，会被老鼠轻松啃坏，因此木门需要包上金属的皮来防止被啃咬损坏。但是老鼠、蟑螂还有钻下水道的癖好、飞檐走壁的绝技。食堂的操作间里有大量的排水沟通向外面，为了防止老鼠进入，需要安装缝隙小于10mm的箅子。外墙上管线、空调穿墙孔等都要封闭，防止老鼠、蟑螂钻入。排风扇停止工作时，老鼠可以轻松通过，所以要安装网眼小于6mm的金属网罩，才能有效防止老鼠进入。老鼠进不来了，可个头小的苍蝇、蚊虫却是无孔不入，这又该怎么办呢？厨房操作间的纱门、纱窗是防止苍蝇、蚊虫进入的好设施。熟食等直接入口的食物应盖上纱罩，避免苍蝇的取食污染。

学校食堂窗户和打菜窗口安装的纱窗见图7-2。

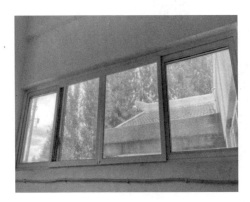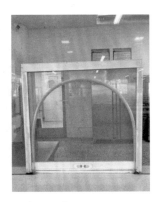

图7-2　学校食堂窗户和打菜窗口安装的纱窗

大家会注意到，有的餐厅大门上方有一个机器鼓风，有的有透明门帘，这些风幕机和门帘就是防止苍蝇进入的设施。需要注意，切不可为了方便进出将门帘掀起，因为这样就失去了防蝇效果了。

预防进入的措施都做好了，但是不可避免会出现疏忽，如果放进了老鼠、苍蝇、蟑螂，我们要怎么消灭它们呢？食堂、餐厅里有很多米、面、油、蔬菜、干杂等食物，因此我们在做防治时切记要慎重选用杀虫剂和灭鼠剂，非必要的情况下优先采取物理防治措施来控制有害生物的密度。

食堂、餐厅可采用粘鼠板、捕鼠笼等物理方法控制鼠害，并及时处置捕获的鼠类，采用粘蟑纸或生物灭蟑饵剂等方法控制蟑螂。餐厅、操作间安装粘捕式灭蝇灯灭蚊蝇。可能有人会有疑问：为什么不选择电击式灭蝇灯呢？因为电击式灭蝇灯在灭蝇时会击落苍蝇，被击

落的苍蝇可能会被弹出灯外跌落到下方操作台或餐桌，也有概率会掉
入饭菜里，污染食物。

　　厨房操作间粘鼠板及防鼠箅子见图7-3。

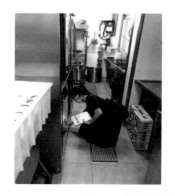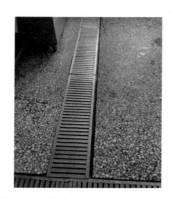

图7-3　厨房操作间粘鼠板及防鼠箅子

　　我们再来看看学生宿舍怎么防控有害生物。首先，所有门窗
（含宿舍、走廊、卫生间）完好且可以密闭，如果发现门窗破损、纱
网破洞要及时维修。其次，天花板、墙壁、地面所有管线穿墙孔封
闭，不能有内外相通的缝隙。最后，室内下水道无堵塞、有地漏，供
水管道无滴漏，避免蟑螂爬入和为它们提供水源。

　　学生宿舍安装纱门、纱窗，将有效减少蚊、蝇、鼠、蟑的骚
扰，但偶尔也会遭到蚊虫袭击，学生宿舍一般统一在晚上断电，大家
没法使用电热蚊香液，普通的盘香在宿舍使用存在安全隐患，那么在
夜晚防蚊，我们该怎么办？没错，悬挂蚊帐，看似老土，却是一个环
保有效的避免骚扰叮咬的好办法。学生宿舍人员集中，近年来偶尔会
发生臭虫、蚤、螨、虱等病媒生物侵害事件，如果发现同宿舍同学
身体被叮咬、痒痛，头发、枕头出现难以清理的白色颗粒（头虱的
卵），应考虑到有害生物的存在，这时要及时报告老师，联系专业的

有害生物控制机构（如PCO公司）调查并实施控制措施。

我们一直强调，学校的病媒生物控制要以安全环保为前提，但也不是一点杀虫剂和灭鼠剂都不能用。对于外环境中比较难以清除的蚊、蝇孳生地，采用化学防治措施处理，可以迅速降低有害生物密度，避免传染病的发生。垃圾站（点）周围可以选用长效低毒灭蝇药物定期进行滞留喷洒。若实施大范围的滞留喷洒、空间喷雾、热烟雾施放等化学防治措施，需要特别注意实施时间应在学生离校之后。食堂、餐厅、图书馆等重点区域沿外墙可以设立灭鼠毒饵站，灭鼠毒饵站应锁闭且学生不能触摸到毒饵。毒饵站内置固定不可移动的蜡块毒饵。不得在校园内施放原粮制备的灭鼠毒饵，禁止投放散装、暴露的灭鼠毒饵，推荐施放国家允许使用的灭鼠剂。

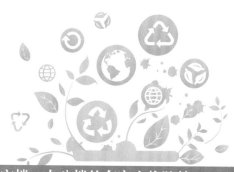

二、写字楼、办公楼的有害生物防控

　　写字楼多为高层建筑，建筑规模大、楼体高、层数多、面积大，办公单位集中，可以容纳几十甚至上百家办公单位，工作人员以及往来顾客形成巨大的人流。一般写字楼为了吸引有实力的公司进驻，会选择高档先进的建筑材料，配备的设施设备也比较齐全，如给排水系统、供电系统、中央空调、高速电梯、安保消防系统、通信系统、照明系统等。这些先进的系统如果出现老鼠、蟑螂破坏线路或设备的情况，带来的不仅仅是维修养护困难，还有众多办公单位的损失。

　　一般来说，写字楼的使用时间多数在早上8点和下午6点之间。大家知道晚上正好是蟑螂、老鼠的活动高峰时间，如果写字楼不及时清理垃圾，防蚊蝇、防鼠设施不齐全，很可能就变成蟑螂和老鼠的吃饭和活动场所。

　　总的来说，写字楼的病媒生物防制，以安全环保、确保人员安全为前提，以环境整治为主，建立防蚊蝇、防鼠设施，必要时采用安全、操作性强的化学防治措施。

下面，我们一起来了解一下写字楼是怎么做有害生物防制工作的。写字楼人员流动性大，在人员进出口上方安装风幕机或门帘，可以防止蚊蝇进入。有些写字楼采用自动门或者旋转门，当有人进入时才会打开，在某种程度上降低了蚊蝇进入的可能性。走廊、商铺悬挂的发出蓝紫色光的设施，就是灭蚊蝇灯，可以吸引并杀灭蚊虫、苍蝇、飞蛾等。公共卫生间入口应安装门帘，如果有窗户应安装纱窗，这些都是有效的防蚊蝇设施。新风进口、排风口、通风管等位置安装防蚊纱网。办公区域或室内空间的下水道等地方应安装地漏或铁丝网等，因为老鼠和蟑螂（特别是美洲大蠊）很有可能通过下水道进入室内，地漏和铁丝网就是防鼠、防蟑螂设施。室内的一些孔洞、破损的瓷砖以及地板、门窗、管道线的缝隙应填补起来，这些地方最容易藏蟑螂。我们要将这些部位用胶泥、水泥、腻子膏封堵，防止蟑螂、老鼠钻入。综合型写字楼的餐饮区域除了配备以上设施，在操作间应严格规范配备"三防"设施。

下面，我们再到户外看看防护设施。户外的下水管的下端需加防鼠网，一般户外的PVC管道较滑，老鼠通过管道爬到很高的楼层不太容易，但是低楼层还是很容易进入的，所以加上防鼠网可有效防止老鼠进入。需要特别注意的是，写字楼里配备的排水系统、照明系统、通信系统、中央空调、高速电梯等较多，电力需求大，一旦线路被老鼠啃咬会导致短路，威胁各个用电系统的安全运行，所以在供电房、机房这些重要区域要设置挡鼠板和防鼠网。一些重要房间，如档案室、资料室等，应当设置防鼠带，防止老鼠攀爬进入搞破坏。

配电箱防鼠设施见图7-4。

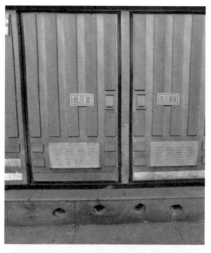

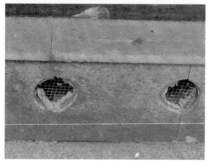

图7-4　配电箱防鼠设施

　　高档先进的写字楼或办公大楼，其外环境设计更具特色，大多采用倾向于生态、自然、休闲的功能设计，这样的设计可以让天天都在混凝土办公室里的人们有亲近大自然的机会，身心得到放松。其外环境也需要人员维护管理，不然短暂的放松可能会因为有害生物的骚扰变得不适。

　　首先，蚊虫的孳生离不开水，管理好户外的水是关键。一些有水体的景观，可以通过养鱼来防止蚊虫孳生，粗心的蚊虫妈妈如果将卵产在了这样有鱼的水体里，无疑是为鱼儿们加餐。没有办法养鱼的水体（喷泉），可以定期换水。绿化带或卫生死角如果有废弃的容器或塑料袋，就容易形成小积水，要及时清理。户外如果有暂时闲置的容器，要将其倒扣避免积水。管理好了这些积水，蚊幼虫没有了生存环境，成蚊的密度将会大大降低。

其次，写字楼外环境中老鼠的防治主要是清理栖息地和化学防治。随着写字楼投入使用，一些建筑物地基、墙体表面可能出现孔洞和缝隙，这些孔洞和缝隙极易成为老鼠现成的家，所以一定要及时维修封堵。绿化带里如果发现鼠洞，应投放毒饵并封堵洞口。那你知道怎么识别鼠洞吗？有老鼠活动的鼠洞，洞口非常光滑，这是由老鼠的进进出出打磨出来的。在四川，老鼠全年都有活动，所以办公楼周边可以长期设置灭鼠毒饵站，灭鼠毒饵站上或靠墙处应标记醒目警示标语并且做好编号，便于管理。在开展灭鼠活动前，要告知楼里人员，如果发现死鼠或闻到异味，要及时处理，避免死鼠污染、鼠体表的跳蚤或螨虫叮咬人。灭鼠毒饵站要定期检查取食情况，适时补投。

最后，写字楼外环境中蝇类活动频繁的季节主要为春、夏季。绿化带里时常发现一些流浪猫狗排泄的粪便，这个要及时清理，避免招来苍蝇取食或产卵。绿化带还可以设置适量捕蝇笼，不仅可以监测苍蝇密度，而且可以捕杀苍蝇，如果捕蝇笼长期放置在绿化带里，要注意定期更换诱饵。绿化带、垃圾箱周边等也可采用灭蝇毒饵（颗粒毒饵或液体毒饵）置于容器内，容器外需贴有明显的警示标识，避免园林维护工人不小心丢弃或其他人员误碰误食。写字楼外各类下水道、阴沟、污水沟等容易孳生苍蝇和蚊虫（图7-5），要定期进行疏通及清理。如果成蚊、苍蝇等在室外密度较高，要短时间内将其密度控制，可以对楼道入口墙壁、楼外立面墙壁、绿化带、竹林、灌木丛、垃圾桶周围、垃圾存放点（处）、垃圾中转站等地方，采用药物进行滞留喷洒处理。注意在天气晴朗的傍晚或者早上施药，操作者应当顺风操作，避免逆风吸入药剂中毒。

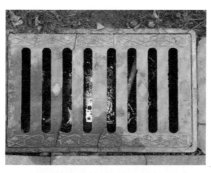

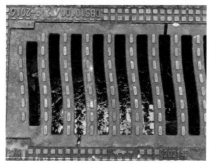

图7-5　未疏通清理的下水道积水易孳生蚊虫

　　现在上班族就餐大多会选择方便、节约时间的外卖，所以写字楼里生活垃圾中有半数以上是外卖餐盒和残余的汤水饭菜，这些垃圾正好是有害生物的食物来源。我们在扔这些外卖垃圾时，要做好分类投放，残余的汤水饭菜要先倒进餐厨垃圾桶内，再将餐盒放进其他垃圾桶内。写字楼里的清洁维护人员要做到垃圾日产日清。

　　网络购物现已成为常见的购物选择。可你知道吗？各种大小快递有时也成为蟑螂的"顺风车"，所以我们在接收、拆快递时，要重点检查是否携带蟑螂卵鞘和幼虫，一旦发现立即拍死。能成为蟑螂"顺风车"的还有入室的货物、家具、行李等，所以我们在搬迁时要注意对入室物品进行蟑螂卵鞘和幼虫的搜检处理。蟑螂是杂食性昆虫，几乎所有的有机物都能成为其食物。我们在办公室常备的一些小零嘴，一定记得密封，食物残渣及时清理，避免引来蟑螂。

写字楼办公区域一般较为整洁干净，如果发现蟑螂、蟑螂卵鞘、老鼠、老鼠脚印、老鼠粪便等，说明已经有蟑螂和老鼠进入，对此我们要引起重视。那么首先要做一次大扫除，整理杂物间、储物间、卫生死角等有害生物容易藏身的地方，清除蟑迹、鼠迹。其次可以采用人工捕杀、沸水烫杀、布放粘蟑纸或胶饵等方法灭蟑螂；办公区域人流量大，灭鼠一般不选择投放毒饵和使用捕鼠夹，可以使用捕鼠笼、粘鼠板捕捉老鼠。需注意的是，餐饮区域不能投放灭鼠药物。

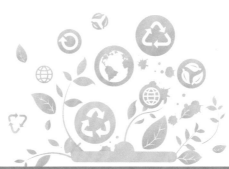

三、医院的有害生物防控

医院是防病治病、维护身体健康的场所。随着社会经济的发展，人们生活水平日益提高，人们对就医环境的要求也逐渐提高，医院先进的医疗技术应当与高水平的医疗环境卫生相匹配。医院若能提供一个安全、舒适、优美且对健康恢复有益的治疗性环境，不仅能改善患者在就医期间的感受，而且对疾病治疗有积极影响。好的环境能够提高患者的配合度，有利于有效实施治疗。

医院的患者多且集中，产生的医疗废物可能携带病毒、细菌等病原微生物。通过前面的篇章我们了解到，蚊、蝇、鼠、蟑等病媒生物可以将病原微生物传染给人类。而医院的环境对于有害生物来说，食物来源丰富，温湿度适宜，栖息繁衍条件优越，自然而然其密度会增高，这给我们的防制工作增加了难度。那么医院在控制这些恼人的有害生物时，应该注意什么？越来越多的医院为了改善沉闷封闭的环境，选择在室内环境中布置一些绿植，室外修建景观喷泉，种植绿草、树木等。但这些环境如果管理欠佳，将会为病媒生物提供孳生场地。

医院与学校一样，因为人员集中和特殊性，我们在做有害生物防制工作的时候也是以预防为主，不仅要在室内建立完备的防止病媒生物侵入的防护设施，而且要注重外环境中病媒生物孳生地的治理，最后辅以物理防治和化学防治相结合的措施来控制有害生物密度。

我们先来了解医院内有害生物的防控设施到底包括哪些。首先看看防鼠设施。老鼠最喜欢从排水管道进入室内，特别是厨房、餐厅的排水管，所以厨房、餐厅的下水道要设立金属的栏栅或箅子防止老鼠进入。医院的食堂、餐厅、食品库房、药房等地方，"三防"设施的建设要求与前面提到餐饮店铺的一致，这些设施看似简单，但却不能出现疏忽，特别是配方室、贮药室、中心药房、药库、医院太平间、病理解剖室等科室房间一定要具有完备的"三防"设施。这些重要的科室房间一旦被有害生物侵入，造成的经济损失、风险隐患和负面影响将不可估量。

在防止有害生物进入室内的基础上，清除或减少孳生地、栖息地是最简单有效的方法。医院要经常开展大扫除，清除鼠迹、蟑迹，破坏其栖息地，消除老鼠、蟑螂气味，避免其聚集增多。主要措施如下：下水道要定期清掏、保持通畅；外环境中喷泉、水池等景观放养鱼类或定期换水；绿化带、灌木丛里各种废弃容器、丢弃食品要及时清理；医院食堂或病房膳食间设置封闭式垃圾容器，保持环境清洁，减少垃圾或食物残渣堆积；生活垃圾封闭管理，日产日清，垃圾容器采用抗鼠咬材料；外环境中裂缝的地基要及时修补填平，绿化带鼠洞要投药封堵；垃圾堆放点或垃圾桶放置的地面要硬化处理，以便于清洗，减少气味。

外环境下水道的防鼠网见图7-6。室外加盖的分类垃圾桶见图

7-7。挡鼠板见图7-8。

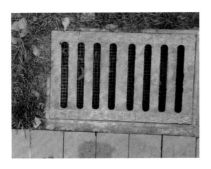

图7-6　外环境下水道的防鼠网

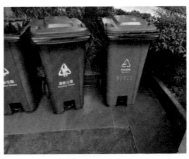

图7-7　室外加盖的分类垃圾桶

　　医院里遭受有害生物侵害较为严重的地方，还有人员流动性较强的病房。病房内有丰富的食物和水源，为有害生物的繁殖和生活提供了便利，所以医院在做好自我管理的同时，还要对患者提出要求，共同治理才能换来良好的环境，例如，制定患者携带的食物及食物存放区域、时间相关制度，严禁未封口食物滞留病房，剩余汤水饭菜分类入桶等，有效切断蝇、鼠、蟑的食物来源。

　　医院环境复杂特殊，定期或应急采取化学防治不可避免。具体可根据情况咨询专业的有害生

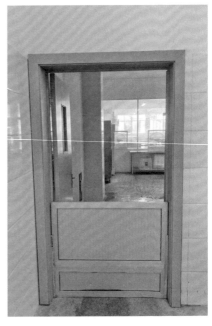

图7-8　挡鼠板

物控制机构。一般可定期开展院内的病媒消杀工作，主要抓好春、冬季灭鼠工作，日常做好住院部、门诊部、食堂、库房、绿化带、厕所、垃圾站、排污道口、垃圾堆放处等的老鼠监测，外部可设置灭鼠毒饵站，室内可采用捕鼠笼、粘鼠板等物理方法捕鼠。夏、秋季抓好灭蚊虫、苍蝇、蟑螂工作，可在绿化带、垃圾站、厕所、水沟周围、排污道口等处喷施灭蚊蝇药。医院内患者多，在选择杀虫剂时慎用挥发性药剂，避免引起患者不适。重点对病房、库房、药、食堂、治疗室、办公室等进行灭蟑，均可采用粘蟑纸粘捕，粘蟑纸要注意放在隐蔽背光的地方，这样效果较好。对于蟑螂较多的食堂，在不适合喷药的区域可用开水直接浇灌缝隙、角落烫杀蟑螂和卵鞘。市售较多的灭蟑药主要是毒饵或胶饵，在投放时要注意"量少、点多、面广"，增加蟑螂取食的机会，达到灭蟑的效果。精密医疗器械、重症监护室等特殊设备和场所一般不选用空间喷洒消杀，防止仪器被腐蚀或患者对杀虫剂不适，如果发现老鼠、蟑螂等病媒生物侵害，可用前面提到的物理防治方法进行杀灭。手术室、产房、婴儿室、早产儿室、烧伤病房、重症监护病房、儿科病房、妇产科检查室等是医院的重点区域，需要长期重点监测，不得有病媒生物侵入。

我们多次提到捕鼠笼、粘鼠板、粘蟑纸（图7-9）、蟑螂毒饵胶饵的使用，在这里我们仔细说说怎么正确地使用它们。捕鼠笼、粘鼠板一定要放置在老鼠经常出没的地方，如窗台、墙边、拐角处或鼠洞旁等。使用捕鼠笼时，诱饵可以选择老鼠喜欢的坚果、肉类、水果、奶制品等，但其他食物一定收捡好。使用粘鼠板时，地面要除掉灰尘，因为老鼠脚上粘太多灰尘时，粘鼠板的黏性降低，会影响捕鼠效果。老鼠有新物反应，新来的东西要先观察才会去触碰取食，所以捕鼠笼、粘鼠板放置一晚没有捕捉到老鼠时可以再观察一个晚上看看效果。蟑螂喜暗怕光，粘蟑纸、蟑螂屋、毒饵、胶饵要放置在背光隐蔽的角落，使用粘蟑纸时，可以在纸中央撒上饼干、面包屑等作为诱饵。这里提供一些放置地方供大家参考：病房床头柜抽屉里、床脚、床底、储物柜，厨房冰箱背面、操作台下面、橱柜、调味品柜、水槽底下，卫生间马桶后面、台盆下面、三角阀附近、洗漱柜里面、镜子周围等。

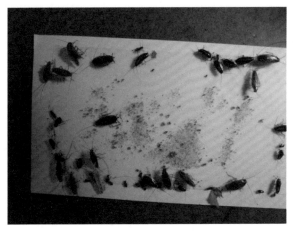

图7-9　粘蟑纸诱捕的蟑螂

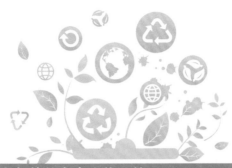

四、养老机构的有害生物防控

　　我国从20世纪末步入人口老龄化阶段，进入21世纪以后，老龄化速度加快。根据《中国人口老龄化发展趋势预测研究报告》，至2037年，中国老年人口将超过4亿。随着老年人口快速增长，社会对养老机构的需求加大，而条件较好的养老机构能为老年人提供安心舒适的晚年生活，有助于社会稳定，同时也缓解了子女忙于工作与照顾老年人之间的矛盾，有利于年轻人安心工作，促进地区经济的发展和社会和谐。养老机构收治的人群均为老年人，疾病类型较多，其机体免疫力也比较差，特别是一些生活不能自理的老年人，对于护理专业技能、环境等的要求相对较高。人员聚集和易感人群这两大特点，提示养老机构要在环境卫生、预防传染病上下功夫。那在有害生物防控方面，应采取什么策略呢？

　　养老机构的有害生物防控以预防为主，在环境治理的基础上辅以物理方法、生物方法，必要时使用化学药剂快速降低有害生物密度，避免发生媒介传染病。养老机构的防控设施主要包括防蚊蝇的纱门及纱窗、风幕机、门帘等，防鼠的挡鼠板、防鼠箅子、封堵孔洞措施等，防蟑螂的封缝措施。好的养老机构，结合老年人的心理需求，外环境中休闲、娱乐、健身、散步的场所较多，这些场所与医院、写字楼外环境有相似的景观，所以在防制有害生物方面也有异曲同工之妙。

蚊蝇的防治主要是"清理无用水、管好有用水"，清理垃圾、粪便等孳生地；老鼠的防治主要是封孔堵洞、设置灭鼠毒饵站等。相信通过前面的内容你已经了解到为什么要这样做。

排气扇外安装的金属纱网见图7-10。

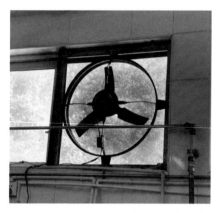

图7-10　排气扇外安装的金属纱网

养老机构的室内环境一般由专门的保洁人员维护。一些老年人不舍得丢掉任何东西或忘记扔掉腐烂的水果、过期的零食等，久而久之便形成了杂物堆，而这些杂物堆恰恰是老鼠、蟑螂的栖息地。应定期清理杂物，除掉蟑迹，保持整洁，破坏老鼠、蟑螂等有害生物的栖息地，有效防止它们再聚集。老年人在进入院内时，要仔细检查行李等有无携带蟑螂卵鞘、若虫（幼虫）。室内一些无用的水要清理掉，比如盆栽托盘的积水等，防止蚊虫孳生。这里要提到养老机构的跳蚤的防治。一般跳蚤不会无缘无故出现，出现跳蚤的原因大概率是老鼠、流浪猫狗。老鼠是跳蚤的天然宿主，老鼠还携带很多病毒，跳蚤可作为媒介将病原体传播给人类。如果在室内发现跳蚤要及时处理，但也不必恐慌，床铺、衣物等洗晒处理，房间打扫清理，也可选择市售的家用气雾杀虫剂灭杀。另外，采取适当的措施消灭室内的老鼠，远离流浪猫狗。厨房、餐厅的防治措施和学校相同，要有防蚊蝇纱门及纱窗、防鼠防蟑设施、灭蚊灭蝇装置。也可布放捕鼠笼、粘蟑纸、灭蝇纸等进行捕灭来降低有害生物密度。如果需要选用杀虫剂进行处理，一定要将食物、餐具提前移出，避免污染。一些养老机构采用医养结合的方式办院，就会设置医疗区域，产生医疗废物，其病媒生物控制可以参考医院相关措施。

隔墙离地、规范整齐摆放的物品见图7-11。

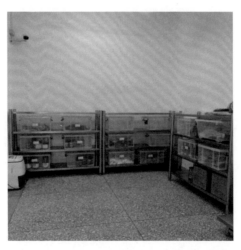

图7-11　隔墙离地、规范整齐摆放的物品

　　有效控制病媒生物的数量，减少它们对人群的骚扰和造成的经济损失，以及预防媒介传染病的发生和流行，是一项长期的工作，也是我们的迫切任务。干净舒适的学习、工作、就医和养老环境可以给人们带来愉悦的心情，使学习更专注、工作更有效率、身体恢复更快、晚年生活更幸福。病媒生物的控制关键是环境治理，也就是保持环境干净卫生。好环境离不开我们每一位居民的监督和努力，只有大家共同守护，才能实现健康生活共享。

（李玲玲）